银屑病
的生物制剂治疗

张学军 郑 捷 主审

张耀华 著

*B*IOLOGICS IN THE TREATMENT
OF PSORIASIS

复旦大学出版社

序

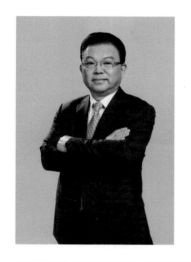

近年来,随着对银屑病免疫学及遗传学发病机制的不断揭示,一系列针对特异性靶位的生物制剂及小分子口服药物相继问世。截至 2019 年 6 月,美国 FDA 已先后批准 11 种生物制剂及 1 种小分子药物［PDE - 4 抑制剂阿普斯特(Apremilast)］用于治疗银屑病。此外,小分子口服药物 JAK1/JAK3 抑制剂托法替尼(tofaticinib)在银屑病Ⅲ期试验中亦显示出较好的疗效和安全性。

过去,我国在银屑病的生物制剂治疗方面较为落后,国产 TNF - α 抑制剂益赛普作为难治性重度斑块状银屑病和银屑病性关节炎的补充治疗手段,显示出良好的疗效和安全性,但由于种种原因,临床应用还是较为保守。随着进口生物制剂不断进入中国,银屑病的生物制剂治疗开始被越来越多的中国临床医生了解和接受。2019 年起,我国国家药品监督管理局加快了对进口生物制剂的审批,疗效卓越的司库奇尤单抗早于预期进入我国临床,极大地推动了我国银屑病治疗手段的革新。预计在不久的将来会有更多高效、安全的生物制剂应用于我国临床,造福我国银屑病患者。

在我国银屑病生物制剂的临床应用即将越来越普遍之际,由于该类药物进入国内时间尚短,有必要出版一本专著,普及银屑病生物制剂相关知识,帮助临床医生尽早熟悉该类药物。在此背景下,本书由复旦大学附属华山医院国际医疗中心的张耀华博士通过整理国内外多份资料撰写而成。全书共 10 章,20 余万字,体系分明、内容详尽、表述精准,对生物制剂的适应证和禁忌证、疗效评估、用药监测、疫苗接种、特殊时点和特殊人群用药,以及每种生物制剂的药品信息、作用机制、疗效、安全性、注意事项等内容一一阐述,并对生物制剂联合传统系统药物或光疗治疗银屑病的潜在应用前景作了充分讨论，相信本书对皮肤科医生全面认识生物制剂、提高用药合理性和规避用药风险等具有很好的指导意义。

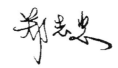

复旦大学附属华山医院主任医师，教授，博士生导师

原复旦大学附属华山医院皮肤科主任

2019 年 6 月

目　　录

第一章

银屑病总论

银屑病是一种古老的全球性疾病。在我国,银屑病俗称"牛皮癣",古代中医学将其称为"白疕"。银屑病的英文是"psoriasis",源自希腊语"psora",意为"痒、疥癣、结痂"。古希腊人希波克拉底和古罗马人盖伦最早描述了该病,并把它与麻风归为一类。19世纪早期,Robert Wilan和Hebra对银屑病的皮损形态进行了细化,并将其与麻风区分开来。1879年,Koebner描述了在局部外伤部位出现银屑病皮损的现象,亦称"Koebner现象(Koebner phenomenon)"。目前,银屑病影响全球超过1.25亿人。该病严重影响患者的生活质量,病情特别严重时甚至可导致患者肢体残毁或死亡。20世纪末,基础研究发现银屑病是一种由免疫介导的可以被多种环境因素触发的多基因疾病。在这之后,研究者们陆续发现银屑病有许多免疫学驱动因素。针对这些免疫途径,研究者研发出多个具有选择性的、疗效更好的生物制剂并应用于临床。随着银屑病免疫学机制被更广泛、更深入地理解,它的治疗也逐渐取得了令人激动的巨大进步,为患者带来了希望和福音。

第一节　流　行　病　学

银屑病是一种常见由免疫介导的慢性复发性炎症性皮肤病,男女均可患病,可见于任何年龄。银屑病是一种全球性疾病,存在于几乎所有种族群体中,在世界范围内约有1.25亿人受累,其中轻症者占2/3。银屑病的患病率存在一定的区域差异:欧美患病率为1‰～3‰;我国2008年调查6个城市银屑病患病率为0.47‰;在非洲大陆,东非人银屑病患病率高于西非人,这可能有助于解释美国境内银屑病患病率存在种族差异的现象。有趣的是,一项针对26 000个南美洲原住民的研究没有记载过1例银屑病。

关节病型银屑病在我国银屑病患者中的发生率为 0.69%～5.8%,与其他亚洲国家类似(1%～9%),但低于欧美国家(10%～48%)。脓疱病型银屑病占 0.57%～3.41%,男女比例相近;红皮病型银屑病发病率占 1.7%～2.84%。

银屑病可以出现在任何年龄,但最常见于 15～30 周岁。较早的发病年龄与家族史和特定的人类白细胞抗原(human leukocyte antigen,HLA)Ⅰ类相关,其中最显著的是 HLA‐Cw6。基于这一发现,Henseler 和 Christophers 提出银屑病可分为Ⅰ型和Ⅱ型这两种类型。Ⅰ型银屑病在 40 周岁前发病;而Ⅱ型银屑病在 40 周岁后发病。不管是Ⅰ型还是Ⅱ型,它们对治疗的反应是相似的。

第二节 病　　因

银屑病的根本病因尚不清楚。但是,越来越多的研究开始将隐藏在疾病之下复杂的遗传学、生物化学和免疫学异常与银屑病联系起来。这些异常改变不仅存在于已发生银屑病样损害的皮肤,还存在于患者外观正常的皮肤。

强有力的证据表明银屑病与遗传至少部分相关。早在 20 世纪 90 年代,基因组连锁分析在人的主要组织相容性复合物(major histocompatibility complex,MHC)也就是 HLA 基因中确定了一个位于染色体 6p21.3 的银屑病易感基因位点,被命名为银屑病易感基因 1 号位点(psoriasis susceptibility 1,PSORS1)。许多 HLA 标志物被证实与银屑病相关,但 HLA‐Cw6 被反复证实与高加索人银屑病的相对风险(relative risk,RR)最高有关。不仅如此,HLA‐Cw6 还被证实与早发、点滴状银屑病及银屑病性关节炎显著相关。然而,只有约 10% 的 HLA‐Cw6 携带者会发生银屑病,而 PSORS1 的银屑病遗传易患性可能只有 1/3。近年来,研究者又鉴定出 60 多个与银屑病遗传风险相关的遗传变异位点。这些发现证实了银屑病是一种多基因遗传病,其存在遗传异质性是因为大多数患者携带了不同组合的遗传风险变异位点。遗传异质性可能会影响患者的临床病程和治疗反应。

除了遗传因素外,银屑病的发生与环境因素(如潮湿、感染、外伤、饮酒、精神紧张等)相关。此外,银屑病还与肥胖、代谢综合征、心血管疾病、自身免疫性疾病等多种疾病相关。

第三节　发病机制

一、皮肤损害的发生和发展

银屑病的皮肤损害在临床上表现为红色的斑块、上覆鳞屑,与周围正常皮肤境界清楚;在组织学上表现为角质形成细胞显著增殖、表皮分化异常、内皮细胞增殖伴多种炎症细胞浸润。银屑病皮损的发生和发展是一个复杂的多细胞过程,涉及角质形成细胞、T 细胞、树突细胞、巨噬细胞、肥大细胞、内皮细胞和中性粒细胞。细胞因子和生长因子通过由先天性和获得性免疫细胞共同参与的途径在这一过程中启动和维持炎症。

皮损起初为针尖大小的斑疹,可见真皮浅层水肿和单核细胞浸润,表皮形成海绵状,颗粒层缺失。之后变为斑块,皮损中央可见表皮增厚伴角化不全增加,毛细血管增长伴多种免疫细胞在血管周围浸润。成熟的银屑病皮损可见细长、均一的表皮突,表皮突尖端可被真皮乳头中屈曲、扩张的毛细血管环绕,真皮乳头上方表皮变薄;表皮全层可见典型的角化不全伴角化过度;真皮浅层见 $CD4^+$ T 细胞和树突细胞浸润,表皮见 $CD8^+$ T 细胞浸润。中性粒细胞在银屑病皮损中常见,在棘层(Kogoj 海绵状脓疱)和角质层(Munro 微脓疡)中形成特征性聚集。嗜酸性粒细胞不常见,仅见于药物诱发的银屑病皮损。

1. T 细胞　T 细胞在银屑病中的作用于 20 世纪 80 年代被首次提出,而过去 30 年的科学研究和临床研究更进一步突出了 T 细胞在该病病理生理学中的作用。最新的银屑病生物制剂靶向 T 细胞免疫途径,而它们清除斑块的能力更突出了这些药物所靶向的 T 细胞通路的重要性。

1984 年,Baker 等首次发现了银屑病皮损的发生与表皮内活化 T 细胞侵入之间的相关性。随后,研究发现在光疗患者中表皮 T 细胞的消失早于银屑病斑块的消退。1986 年,人们发现环孢素 A(cyclosporin A,CsA)在治疗银屑病方面非常有效,因为它能阻断 T 细胞功能。1996 年,研究者将银屑病患者外观正常的皮肤移植到重度联合免疫缺陷小鼠身上,并在局部注射活化的自体 T 细胞,诱发出银屑病样皮损。这表明 T 细胞足以诱导银屑病的发生。最近,研究者使用这种在免疫缺陷小鼠中移植人类皮肤的异种移植小鼠模型,揭示了 T 细胞(特别是 $CD8^+$ T 细胞)向表皮运输对于银屑病斑块的发生和发展是至关重要的,更凸显出 T 细胞在银屑病发生中的重要性。

银屑病样皮肤损害以辅助性 T 细胞 1(T helper 1,Th1 细胞)极化 CD4$^+$T 细胞和细胞毒性 T 细胞 1(T cytotoxic 1,Tc1 细胞)极化 CD8$^+$T 细胞产生银屑病损害的主要细胞因子干扰素-γ(interferon-γ,IFN - γ)为典型特征。IFN - γ 通过树突细胞驱动白细胞介素- 12(interleukin-12,IL - 12)和 IL - 23 的产生。IL - 23 支持和扩增可以产生 IL - 17 和(或)IL - 22 的 CD4$^+$T 细胞,类似地也支持和扩增 CD8$^+$T 细胞,而 IL - 12 则促进 Th1 和 Tc1 细胞的发育。可能是这些细胞引发的 IL - 17 和 IL - 22 的分泌维持着银屑病的慢性炎症,但 IFN - γ 在这一过程中的确切作用尚不清楚。T 细胞也有助于肿瘤坏死因子-α(tumor necrosis factor-α,TNF - α)的产生,但 TNF - α 是一种强效的促炎因子,其主要作用可能是放大其他细胞因子(也包括 IFN - γ 和 TNF - α)的作用。生物制剂通过靶向抑制这些炎症介质(包括 TNF - α,IL - 12/IL - 23 和 IL - 17)在银屑病的治疗中显示出非常好的疗效,突显出 TNF - α 在疾病发病中的重要作用。

2. 巨噬细胞和树突细胞 巨噬细胞是位于基底膜下的重要的吞噬细胞,与增殖的角质形成细胞毗邻。巨噬细胞对银屑病皮损的早期发生起重要作用。它们表达 XⅢa 因子并分泌趋化因子 CCL2[即单核细胞趋化蛋白- 1(monocyte chemoattractant protein - 1,MCP - 1)],是 TNF - α、诱导型一氧化氮合酶和 IL - 23 的重要来源。小鼠模型显示,选择性消除巨噬细胞可以迅速改善银屑病损害。

树突细胞在引发适应性免疫应答和诱导自身耐受中起重要作用。某些树突细胞亚型(如朗格汉斯细胞、真皮树突细胞和髓样树突细胞)有助于驱动银屑病斑块中的 Th1、Th17/Th22 细胞极化。特别是髓样树突细胞,它有助于产生可以分别促进 Th1 和 Th17 细胞分化和应答的细胞因子 IL - 12 和 IL - 23。与外观正常的皮肤相比,银屑病斑块中的髓样树突细胞可呈 30 倍增多,占所有树突细胞的 80%～90%。

3. 中性粒细胞 组织病理学发现,中性粒细胞常见于银屑病皮肤损害的上表皮。中性粒细胞虽然在脓疱型银屑病中起关键作用,但在慢性斑块状银屑病的皮损发展中似乎并不起显著作用。

二、未受累的皮肤

研究发现,在银屑病患者外观正常的皮肤中已出现可以引发细微组织病理学变化的亚临床生物化学改变。脂质的生物合成主要受磷脂、游离 α-氨基酸及水解酶的水平和组分改变影响。这些生物化学改变引起相应的组织病理学发现,并可在显微镜下被观察到,被称为"组织化学角化不全"。

第四节　临 床 表 现

一、病史采集

在与银屑病患者初次接触时,临床医生需要全面获取患者的个人疾病史(包括现病史、既往史和系统回顾)、家族史、生育史(女性患者)和社会史(包括职业、工作压力、生活状态、经济情况和医疗保险情况等)。这些通常会影响临床医生对治疗药物的选择,因而非常重要。需要了解患者的发病年龄,以及是否有具有血缘关系的近亲属患病,因为发病年龄较轻和阳性家族史都与皮损泛发和疾病复发相关。此外,还应记录患者之前的病程和疾病复发的频率,因为银屑病的临床表现存在显著差异,疾病可能从一种临床表型转变为另一种临床表型(图1-1)。某些患者的疾病经常复发,这被证实与更重的疾病表型(表现为皮损迅速扩大覆盖体表大部分面积)相关。另一些患者皮损相对慢性,缓慢进展,偶有复发。

临床医生应记录患者是否存在关节症状(如关节疼痛、发热或肿胀等),因为以上任一症状均提示合并银屑病性关节炎的可能,需要进行更全面的检查和评估。除此之外,骨关节炎也经常与银屑病共存,应注意鉴别。

银屑病(特别是中重度银屑病)与多种共病(如心肌梗死、卒中和死亡)的发生率升高相关。银屑病已被证实是心血管疾病的独立危险因素。在病史采集中需要筛查患者是否存在其他心血管危险因素,因为修正这些危险因素有助于抵消银屑病增加心血管疾病发生的风险。心血管疾病的危险因素包括吸烟、不健康的饮食结构,以及已确诊的高血压、糖尿病、血脂异常或肥胖等任一疾病。

除此之外,临床医生还应记录治疗史。虽然在用药前预测患者对不同药物治疗反应的好坏比较困难,但很明确的一点是:那些已经使用过生物制剂并且治疗失败的患者通常对其他生物制剂的反应也较差,即便选用的是不同类别的生物制剂。因此,银屑病的鉴别诊断需要拓宽(表1-1),因为治疗失败时可能需要重新考虑患者的诊断。

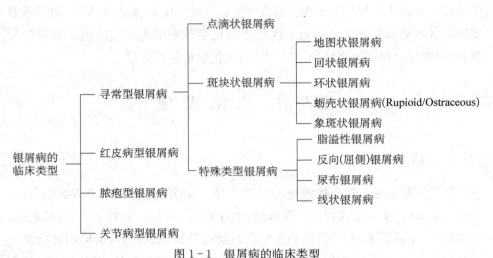

图 1-1　银屑病的临床类型

表 1-1　银屑病的鉴别诊断

点滴状银屑病	斑块状银屑病	红皮病型银屑病	脓疱型银屑病
主要考虑疾病			
• 玫瑰糠疹 • 慢性苔藓样糠疹 • 扁平苔藓	• 盘状/钱币样湿疹 • 皮肤 T 细胞淋巴瘤（CTCL） • 体癣	• 药物诱发的红皮病 • 湿疹 • CTCL/Sézary 综合征 • 毛发红糠疹	• 脓疱疮 • 浅表假丝酵母（念珠菌）病 • 反应性关节炎综合征 • 浅表性毛囊炎
次要考虑疾病			
• 小斑块副银屑病 • 急性痘疮样苔藓样糠疹 • 扁平苔藓 • 药疹 • 二期梅毒	• 毛发红糠疹 • 脂溢性皮炎 • 亚急性皮肤型红斑狼疮 • 红斑角皮症［变异性红斑角皮症和（或）进行性对称性红斑角皮症］ • 肥厚性扁平苔藓 • 慢性单纯性苔藓		• 落叶型天疱疮 • IgA 天疱疮 • Sneddon-Wilkinson病（角层下脓疱病） • 坏死松解性游走性红斑 • 新生儿一过性脓疱性黑变病 • 婴儿肢端脓疱病

点滴状银屑病	斑块状银屑病	红皮病型银屑病	脓疱型银屑病
	• 接触性皮炎 • 慢性皮肤型红斑狼疮/盘状红斑狼疮 • Hailey-Hailey 病（较多屈侧受累） • 间擦疹（皱褶部位） • 念珠菌感染（皱褶部位） • 鲍温病/原位鳞状细胞癌 • 乳房外 Paget 病		• 急性泛发性发疹性脓疱病

二、皮损表现

在我国，银屑病通常分为 4 种类型，分别是寻常型银屑病、红皮病型银屑病、脓疱型银屑病和关节病型银屑病。其中，寻常型银屑病主要包括点滴状银屑病和斑块状银屑病两种，除此之外，一些特殊类型的银屑病如脂溢性银屑病、反向银屑病、尿布银屑病和线状银屑病等，从本质上划分，也应归属于寻常型银屑病的范畴。

1. 点滴状银屑病 Guttate 源自拉丁文"*gutta*"（意为"一滴"）。点滴状银屑病（guttate psoriasis）的特点是在躯干上部和四肢近端突发银屑病样小丘疹，好发于儿童、青少年和年轻人。发病前常见咽部链球菌性感染（少见肛周链球菌感染），半数以上患者出现提示近期链球菌感染的分子学证据，如抗"O"、抗 DNA 酶 B 滴度的升高。1/3～1/2 点滴状银屑病患者以后会发生斑块状银屑病。点滴状银屑病与 HLA-Cw6 关联性最强。

2. 斑块状银屑病 斑块状银屑病（plaque psoriasis）是最常见的银屑病表型（约占 90%），在国外被称为寻常型银屑病（psoriasis vulgaris，PV），我国教科书将其与点滴状银屑病一起归为 PV。斑块状银屑病的典型皮肤损害表现为境界分明的红斑、斑块，上覆白色云母样鳞屑。皮损可从针尖大的丘疹到大斑块不等，对称分布于头皮、耳后、肘部、臀沟和膝盖等处。皮损表面覆盖很厚的鳞屑，刮除鳞屑见点状出血（Auspitz 征），这说明表皮下方有扩张的毛细血管且真皮乳头上方表皮变薄。斑块状银屑病在不同患者间的皮损表现差异很大，而同一患者的临床表现也可能会随时快速改变。

银屑病皮损可以被创伤诱发，称为 Koebner 现象或同形反应（isomorphic response）。这种现象在疾病复发时更易发生，并且是一种"全或无"的反应（意思是如果一个受伤部位出现银屑病损害，那么所有受伤部位都会出现类似损害）。同形反应通常在损伤后 7～14 d 出现，它的终身患病率为 25%～75%。同形反应不是银屑病特有的。

历史上，人们根据斑块的形状和大小将寻常型银屑病进行细分。如今，这些术语除了将疾病与悠久历史联系起来外，临床意义较小。地图状银屑病（psoriasis geographica）的斑块像地图一样；回状银屑病（psoriasis gyrata）由汇合、相连的斑块组成，表现为环状外观；Rupioid 损害呈锥形或帽形；Ostraceous 斑块表现为牡蛎壳样的过度角化的圆形凹陷性损害；象斑银屑病（elephantine psoriasis）表现为下肢部位鳞屑很厚的大斑块；环状银屑病（annular psoriasis）的皮损中央部分消退，呈环状外观，它通常提示预后良好，因为环状提示皮损正在消退/清除。最后，银屑病斑块经光疗或局部糖皮质激素治疗后在其边缘出现的色素减退环又称 Woronoff 环（Woronoff ring）。Woronoff 环被认为是因前列腺素合成受抑制引起的，提示病变清除和预后良好。

3. 红皮病型银屑病　红皮病型银屑病（erythrodermic psoriasis）是一种皮损泛发的疾病形式，皮损累及全身几乎所有部位（头面部、躯干、四肢和手足），占体表面积 90% 以上。与斑块状银屑病相比，红皮病型银屑病的红斑更为显著，鳞屑更细、更表浅、更广泛。患者的体温不能自我调控，并且可能出现全身症状。因为全身血管扩张，患者体表过度散热，引发颤抖以弥补失去的热量。气温较高时，患者可能会因为皮损部位无法排汗而出现体温过高的情况。全身血管扩张还可引发高输出量心力衰竭、肝肾功能受损和下肢水肿。红皮病型银屑病有 2 种主要的表现形式：一种是慢性形式，被认为由斑块状银屑病缓慢进展而来；另一种是急性形式，皮损突然泛发，可能是因为对光疗或蒽林等发生全身性 Koebner 反应所致。此外，泛发性脓疱型银屑病可能会在脓疱消退后表现为红皮病型银屑病。

4. 脓疱型银屑病　临床上，脓疱型银屑病（pustular psoriasis）的特征在于出现直径在 2～3 mm 大小的无菌性脓疱（组织病理学检查显示角质层下中性粒细胞浸润）。脓疱型银屑病可分为泛发性脓疱型银屑病（generalized pustular psoriasis，GPP）和局限性脓疱型银屑病（localized pustular psoriasis，LPP）两大类。

GPP 有 5 个临床亚型:急性泛发性脓疱型银屑病(von Zumbusch 型)、环状脓疱型银屑病(Annular pustular psoriasis)、妊娠期 GPP(疱疹样脓疱病)、婴幼儿 GPP 和局限型 GPP(不包括手足)。

LPP 包括掌跖脓疱病(pustulosis palmaris et plantaris,PPP)和连续性肢端皮炎(acrodermatitis continua of Hallopeau,ACH)。此外,SAPHO 综合征(表现为滑膜炎、痤疮、脓疱病、骨质增生和骨炎)是一种遗传性综合征,通常出现在儿童和年轻人中,PPP 是它的一个主要特征(图 1-2)。

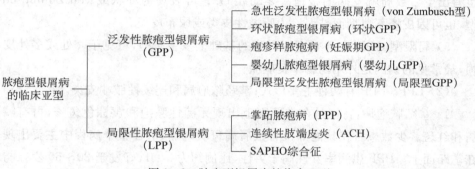

图 1-2　脓疱型银屑病的临床亚型

(1) GPP。GPP 有 5 个临床亚型:急性 GPP、环状 GPP、妊娠期 GPP、婴幼儿 GPP 和局限型 GPP(不包括手足)。

1) 急性 GPP:是脓疱型银屑病的一个急性变种,以发热数日后突然出现泛发全身的无菌性脓疱(累及面部、躯干、四肢、甲床和掌跖)为特征。脓疱一波接一波发出,伴皮肤疼痛。体检发现有红皮病背景(初始为散在红斑,之后红斑扩散、融合成红皮病)。慢性疾病时,指尖可能会有萎缩。发作原因尚不清楚,但可能的触发因素包括感染、刺激性局部治疗(引发 Koebner 现象)和系统糖皮质激素治疗突然停药。

急性 GPP 可能发生危及生命的并发症,包括低钙血症、急性呼吸窘迫综合征、导致脓毒血症的严重细菌感染以及脱水。快速控制病情非常重要,因此,应该选择能够快速起效的药物。有效的系统治疗药物包括甲氨蝶呤(methotrexate,MTX)、CsA、英夫利西单抗和糖皮质激素。

研究发现,急性 GPP 患者中编码 IL-36 受体拮抗剂(IL-36 receptor antagonist,IL-36RA)的 *IL-36RN* 基因出现导致功能丧失的突变。IL-36RA 是一种可以抑制促炎性细胞因子 IL-36 蛋白(α、β 和 γ)信号传导的抗炎细胞因子。

2）环状 GPP：是一种罕见的脓疱型银屑病，亚急性或慢性病程，泛发的脓疱呈环状分布。起初为红斑，呈离心性扩大并在此基础上发生脓疱。

3）妊娠期 GPP：多发生于妊娠中晚期，又称疱疹样脓疱病（impetigo herpetiformis）。该病伴发低钙血症的风险高，一般在分娩后症状缓解（也有在分娩后皮损仍持续较长时间者），但再次妊娠时可复发。通常无银屑病个人史或家族史。

4）婴幼儿 GPP：脓疱型银屑病在儿童中少见，初发年龄多在 2～10 周岁，但也有出生后数周就发病的报道。婴幼儿 GPP 可表现为环状或 von Zumbusch 型，也可因皮疹不典型而被误诊为脂溢性皮炎或尿布皮炎。

5）局限型 GPP：在寻常型银屑病的基础上发生脓疱，可见于一处或多处皮损，最常见的诱因是外用药物不良刺激。

（2）LPP。LPP 有两种主要形式：掌跖脓疱病和连续性肢端皮炎。

1）掌跖脓疱病：特征是在掌跖面上出现无菌性脓疱和黄棕色斑疹，可有鳞屑和红斑。少数患者在其他部位有银屑病斑块，但脓疱在整个病程中主要出现在掌跖面上。PPP 患病率女性高于男性，比例约为 3∶1，好发于 20～60 岁。与斑块状银屑病不同的是，PPP 与任何 HLA 类型无关。流行病学调查显示，PPP 与吸烟高度相关，停止吸烟是治疗该病最重要的措施。若患者持续吸烟，PPP 对治疗高度抵抗。

2）连续性肢端皮炎：罕见、难治。无菌性脓疱发生于手指或脚趾上并向肢体近端缓慢延伸。慢性疾病者将导致指（趾）萎缩和甲基质破坏。很难治疗。

5. 关节病型银屑病　关节病型银屑病（psoriasis arthropathica）又称银屑病性关节炎（psoriatic arthritis，PsA），见于 5%～30% 的皮肤型银屑病（cutaneous psoriasis）患者。PsA 的患病率可能被低估。关节炎症通常在皮肤损害出现后 10～12 年发生，10%～15% 的 PsA 患者不出现皮肤损害。PsA 很难确诊，因为缺乏疾病特异性血清学标记，且影像学标记和侵蚀性改变可能在关节周围炎症发生数年后才出现。

6. 特殊类型银屑病

（1）脂溢性银屑病（Sebopsoriasis）：皮损表现为湿润的、略带油腻性鳞屑的红色斑疹或斑块。若发生于头皮，通常为一块或几块红斑（有时一块红斑可以覆盖几乎整个头皮），边界较清楚，鳞屑较厚，呈白色或灰白色，常可见典型的"束状发"；若发生于其他皮脂溢出区域（如面部、上胸部或上背部等处），则皮损边缘常呈黄红色,边界欠清,鳞屑较细碎且薄。

（2）反向银屑病：反向银屑病（inverse psoriasis）或屈侧银屑病（flexural psoriasis）的特征是在较大的皮肤皱褶处（如腋窝、腹股沟、臀沟、脐和乳房下）出现银屑病皮损。皮损表现为境界清楚的红斑,表面光滑、几无鳞屑,中央可有裂隙。境界清楚和表面光滑是反向银屑病皮损区别于其他皱褶部位皮肤病的主要特征。受累部位出汗减少。局部真菌或细菌感染可能是该病的触发因素。

（3）尿布银屑病：尿布银屑病（napkin psoriasis）常见于3～6月龄婴儿,初始于尿布区域出现红斑并融合成片。数日后,患儿身体其他部位可出现散在的红色小丘疹,上覆银屑病样白色鳞屑。该病的特点是对局部糖皮质激素治疗应答快,并且通常在1周岁以内消退。

（4）线状银屑病：线状银屑病（linear psoriasis）是一种罕见的疾病形式,皮损通常表现为发生于某一肢体或躯干部某一皮区内的单一线状斑块,可有深层痣[如炎性线性疣状表皮痣（inflammatory linear verrucous epidermal nevus, ILVEN）]。把线状银屑病与ILVEN认作不同疾病是有争议的。

三、体格检查

1. 甲改变 银屑病常见甲累及。多达40%的患者存在甲改变。银屑病甲的发生风险除了随患者的年龄、疾病严重程度和疾病持续时间的增加而升高外,还随PsA的发生而升高。体检发现被分类为甲基质疾病证据或甲床疾病证据（图1-3）。

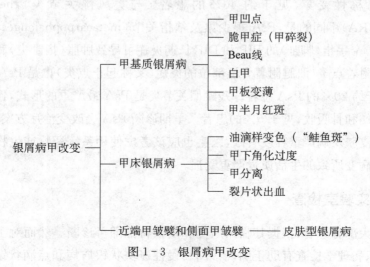

图1-3 银屑病甲改变

甲基质银屑病导致甲板凹点、脆甲症(甲碎裂)、Beau 线、白甲、甲板变薄和甲半月红斑;甲床银屑病导致油滴样变色(又称"鲑鱼斑")、甲下角化过度、甲分离和裂片状出血等改变。与脚趾甲相比,患者的手指甲更易受累。银屑病甲可能会引起疼痛,严重者日常活动受限。

甲凹点是银屑病最常见的指甲改变之一。通常,在甲板背面出现不规则排布的单个或多个直径为 0.5～2.0 mm 的凹点。甲凹点是由于形成背侧甲板的近端甲基质出现灶性角化不全所致。甲凹点并非银屑病特有的,还可见于斑秃等其他疾病。通常认为斑秃患者的甲凹点线性排布比银屑病患者的更加严重,但情况并非总是如此。甲基质银屑病的其他表现包括白甲,这是甲基质中部受累的结果,并且这种泛发的疾病会导致甲板破碎。

油滴样变色是指在甲板下的甲床上出现半透明的红黄色变色。它是由银屑病样增生、角化不全、甲床微血管改变和甲板下中性粒细胞俘获造成的。与甲凹点不同的是,甲床油滴样变色是银屑病特有的。甲床银屑病的其他改变还包括裂片状出血(因真皮乳头上方变薄甲板下发生毛细血管出血所致)、甲分离和甲下角化过度,但这些改变并不是银屑病特有的。无甲症(指甲完全丧失)常见于连续性肢端皮炎,但在其他类型的局限性脓疱型银屑病中甲累及并不常见。临床上记录甲改变很重要,因为它们与 PsA 的发生风险增加相关。

2. 关节炎症　PsA 的经典体检发现包括远端指间关节(distal interphalangeal joints,DIP)和近端指间关节(proximal interphalangeal joints,PIP)非对称性受累,见于约 40% 的患者。与类风湿关节炎(rheumatoid arthritis,RA)不同的是,PsA 很少累及掌指关节(metacarpophalangeal joints,MPP)。单个手指(脚趾)的 PIP 和 DIP 长期炎症可导致肿胀(指趾炎)和"香肠"指(趾)。附着点炎(肌腱附着骨骼部位的炎症,又称起止点炎)也是 PsA 的常见表现,见于约 20% 的 PsA 患者。残毁型关节炎是 PsA 最严重的形式,伴有广泛的关节损伤和骨吸收,见于 5% 的患者。早期诊断 PsA 会改变治疗方案的选择,因为即使皮肤疾病严重程度有限,医生也应该考虑使用系统药物或生物制剂以预防关节病变所致的生活质量严重受损。

四、实验室检查

对于大部分患者,根据其临床病史和皮损特征即可诊断。然而对于较难的病例,组织病理学检查有助于明确诊断。慢性斑块状银屑病和点滴状银屑病的典型组织病理学特征参见"皮肤损害的发生和发展"。

脓疱型银屑病的组织病理学特征是中性粒细胞从扩张的血管迁移出来并汇集于上表皮(位于角质层下方的生发层上部)。在较新的皮损中可见轻度棘层肥厚,而在较老的皮损中可见更典型的银屑病样增生。

目前,尚无用于疾病诊断的银屑病特异性血清学标志物。实验室检查通常旨在排除其他需要鉴别的疾病,例如检查抗核抗体(anti-nuclear antibody,ANA)以除外结缔组织疾病等。尽管如此,对于病情严重者检查血清学标志物以评估全身并发症是非常重要的。由于皮肤更新过快引起负氮平衡,患者可出现血清白蛋白水平下降。此外,患者还可能出现尿酸升高,进而增加患痛风性关节炎的风险。

许多银屑病患者出现脂质谱改变:例如高密度脂蛋白(high-density lipoproteins,HDL)水平升高,极低密度脂蛋白(very low-density lipoprotein,VLDL)颗粒中胆固醇-甘油三酯比例改变,血浆载脂蛋白a1浓度升高等。这些脂质谱的改变可引起患者心血管疾病风险升高。此外,还应考虑心血管疾病的其他危险因素并行相关实验室检查,因为银屑病患者易患心血管疾病。少数慢性斑块状银屑病患者的主要系统性炎症指标(如C反应蛋白和红细胞沉降率)出现升高,可能提示合并PsA。

五、并发症

银屑病患者的心血管疾病发病率和病死率均升高,这与疾病的严重程度和病程相关。较年轻的银屑病患者更为危险,因为一项利用英国全科医学研究数据库进行的基于人群的大规模队列研究发现,与健康对照组相比,患有严重银屑病的30周岁患者组发生心肌梗死的 RR 为3.10。其他大型流行病学研究显示,银屑病患者被确诊合并代谢综合征[即同时患有心血管疾病5个风险因素(肥胖、高甘油三酯血症、高低密度脂蛋白血症、高血压和糖尿病)中的3个]的可能性是正常人群的2.9倍。银屑病患者的高血压(银屑病组35.6% $vs.$ 对照组20.6%)和高脂血症(29% $vs.$ 17.1%)发病率升高。银屑病被认为是发生代谢综合征的独立危险因素,因为即使在控制了年龄、性别、吸烟状况及其他变量之后,银屑病患者患高血压的概率还是增加了。银屑病患者患 RA、克罗恩病(Crohn disease,CD)和溃疡性结肠炎(ulceratire coitis,UC)的概率也升高,现患比(prevalence ratio,PR)分别为3.8、2.1和2.0。银屑病患者发生霍奇金淋巴瘤和皮肤 T 细胞淋巴瘤的风险增加,特别是有严重银屑病的患者。

银屑病对患者的心理影响巨大。皮肤疾病导致对外表等方面的自信心降低、社会排斥、内疚、尴尬、空虚、性问题及对职业能力受损的担忧。这些压力导致银屑病患者的焦虑、抑郁和自杀倾向比一般人群更高。瘙痒和疼痛可能会加剧这些心理压力。这些问题影响了很多银屑病患者。一项调查发现,79%的受访者表示银屑病对他们的生活造成了负面影响。

六、纠正危险因素

肥胖和吸烟都与更严重的银屑病类型相关。吸烟似乎也在银屑病的发病中起作用。尽管医生应鼓励所有患者戒烟并遵循健康饮食,但这两种因素都不影响治疗策略的选择。戒烟对掌跖脓疱病(PPP)患者尤为重要,因为吸食烟草可能会导致该病发生并且与疾病治疗抵抗相关。

细菌和病毒感染也与银屑病的发生或复发相关。咽部链球菌感染除了与点滴状银屑病的发生存在明显关联外,还能加重慢性斑块状银屑病的病情。人类免疫缺陷病毒(human immunodeficiency virus,HIV)感染可表现为银屑病急剧加重,疾病可能会随免疫缺陷的进展而变得更加严重。这有助于解释为什么用高效活化的抗反转录病毒疗法治疗潜在 HIV 感染能改善银屑病。

此外,药物可能会诱发或加重银屑病。据报道,可加重银屑病的药物包括锂剂、β 受体阻滞剂、TNF-α 抑制剂、抗疟药、非类固醇抗炎药、Ⅰ型和Ⅱ型 IFN、咪喹莫特、血管紧张素转换酶抑制剂(angiotensin-converting enzyme inhibitors,ACEI)和吉非贝齐(gemfibrozil)。药物加重的银屑病在机制和临床表现方面各不相同。例如,锂剂被认为是通过降低细胞内第二信使系统的重要组分肌醇的水平,改变钙稳态和角质形成细胞分化。β 受体阻滞剂可降低细胞内重要的信号蛋白 AMP,进而改变钙稳态、促进角质形成细胞增殖、抑制角质形成细胞分化。不可思议的是,TNF-α 抑制剂可能会在 RA 或炎症性肠病(inflammatory bowel disease,IBD)患者中引起银屑病样皮炎。其中大多数患者发生 PPP,而约 1/3 的患者发生慢性斑块状银屑病。需要告知那些即将前往需行抗疟药预防、治疗地区旅行的患者,他们的银屑病可能会复发,应早作计划。

第五节 诊 断

银屑病的诊断主要依据皮疹特点(包括皮疹形态、境界和分布等)和病史(包括发病情况、演变及消长规律、伴随症状和治疗反应等),结合既往史和家族史,必要时可借助组织病理和影像学技术(如皮肤镜等)明确诊断。

一、寻常型银屑病

1. **点滴状银屑病** 诊断依据:①起病急,皮疹为 0.3~0.5 cm 大小丘疹、斑丘疹,色泽潮红,覆以鳞屑,广泛分布;②发疹前常有咽喉部链球菌感染病史;③白细胞计数及中性粒细胞比例升高,抗链球菌溶血素"O"(antistreptolysin "O")升高;④经适当治疗,皮疹在数周内消退,少数转为慢性病程。

2. **斑块状银屑病** 最常见的类型,约占 90%。诊断依据:①皮疹基本特点为境界清楚的暗红色斑块或浸润性红斑,上附白色、银白色鳞屑;②查体见"蜡滴现象""薄膜现象""点状出血现象"(Auspitz 征)和"束状发"等;③皮疹好发于头皮、背部和四肢伸侧;④伴或不伴瘙痒;⑤进行期可有同形反应;⑥皮损反复发作,多数冬重夏轻。

3. **分期** ①进行期,旧皮损无消退,新皮损不断出现,皮损炎症明显,周围可有红晕,鳞屑较厚,有"同形反应";②静止期,皮损稳定,无新发皮损,炎症较轻,鳞屑较多;③退行期,皮损缩小或变平,炎症基本消退,遗留色素减退或色素沉着斑。

二、红皮病型银屑病

诊断依据:①一般有其他类型银屑病病史;②疾病本身加重或由于用药不当或其他刺激诱发病情急剧加重,发生弥漫性红斑、肿胀和脱屑,累及 90% 以上体表面积;③有时仍可见寻常型银屑病皮损;④可伴发热等全身症状和低蛋白血症。

三、脓疱型银屑病

1. **泛发性脓疱型银屑病** 诊断依据:①迅速出现针尖至粟粒大小、淡黄色或黄白色浅在性无菌性小脓疱,密集分布;②片状脓湖,全身分布,肿胀疼痛;③红皮病改变、关节和指(趾)甲损害;④寒战和高热(呈弛张热型)。

2. 局限性脓疱型银屑病

（1）PPP：掌跖部位红斑基础上发生脓疱，伴或不伴其他部位银屑病皮损，病理检查显示表皮内中性粒细胞聚集形成脓疱。

（2）连续性肢端皮炎：指（趾）末端发生的红斑、脓疱，常有外伤等诱因，可从1个指（趾）逐渐累及多个指（趾），甲脱落、萎缩，病理同PPP。

四、关节病型银屑病

诊断依据：①一般有其他类型银屑病病史；②指（趾）关节、四肢大关节或脊柱及骶髂关节肿痛，可有明显"晨僵"现象；③X线、磁共振成像和B超等影像学检查示附着点炎，受累关节腔积液、滑膜增厚，严重者出现关节变形、关节腔狭窄或骨质破坏；④C反应蛋白升高，红细胞沉降率加快，类风湿因子常阴性，脊柱或骶髂关节受累者HLA-B27常阳性。

第六节 疾病严重程度分类

对银屑病进行严重程度评估是合理、规范用药的基础。临床上，比较经典的几个评分量表包括银屑病皮损面积和严重程度指数（psoriasis area and severity index，PASI）、医生总体评估（physician's global assessment，PGA）、皮肤病生活质量指数（dermatology life quality index，DLQI）、健康相关生活质量指数（health-related quality of life，HRQoL）、甲银屑病严重程度指数（nail psoriasis severity index，NAPSI）和银屑病性关节炎生存质量量表（the quality of life instrument specific to psoriatic arthritis，PsAQoL）等（见附录部分）。这些评分量表被广泛应用于银屑病的临床研究和严重银屑病的疗效评估，而其中应用最为广泛、权威性最高的是PASI评分。

此外，体表面积百分比（percentage of body surface area，BSA%）因其临床应用简单易行，也是一个很常用的银屑病严重程度评估指标。欧美临床医生和研究者为了简化表述，习惯直接用"体表面积（body surface area）"的英文缩写"BSA"来指代这一指标（见附录部分）。

轻、中、重度斑块状银屑病的界定标准。临床上，界定银屑病严重程度的方法有很多。其中，最简单的是"10分规则"，即BSA≥10%，或PASI≥10，或DLQI≥10为重度银屑病；BSA在3%~10%内为中度；BSA<3%为轻度。有关PASI的

计算方法详见附录,而估算 BSA 最快捷的方法是"手印法",即患者的 1 个手印(完全伸展的手掌、手指和拇指)大小皮肤损害的 BSA 估值约为 1%。

(1) 轻度:BSA<3%,甚少影响患者生活质量,基本无须治疗,DLQI <6 分;

(2) 中度:3%≤BSA<10%,影响生活,患者期望治疗能改善生活质量,6 分≤DLQI<10 分;

(3) 重度:BSA≥10%,极大地影响患者生活质量,DLQI≥10 分。

除此之外,界定银屑病的严重程度还需兼顾患者对疾病的态度、皮损发生的部位、局部/全身症状以及是否合并关节炎等诸多因素。表 1－2 中罗列了生活质量评估银屑病严重程度的相关指标。

表 1－2　基于生活质量的银屑病严重程度分类

轻度	中度	重度
疾病不改变患者的生活质量;	疾病改变患者的生活质量;	疾病改变患者的生活质量;
患者能将疾病的影响最小化,无需治疗;	患者期望治疗能够提高生活质量;	疾病对不良反应最小的治疗措施效果不佳;
治疗措施没有已知的严重不良反应(如 5 级外用糖皮质激素制剂);	治疗措施不良反应最小(即尽管治疗不方便、价格昂贵、耗时、疗效不完全,但患者不认为治疗会影响其近期和远期的健康状态);	患者情愿接受不良反应会影响生命状态的治疗措施,以缓解或治愈疾病;
BSA<3%,DLQI<6 分	3%≤BSA<10%,6 分≤DLQI<10 分	BSA≥10%,DLQI≥10 分 其他因素 － 患者对疾病的态度 － 皮损部位:面部、手足、指甲、生殖器 － 症状:疼痛、紧缩感、出血、剧烈瘙痒 － 关节病/关节炎

第七节　治　疗

随着医学研究的进步和制药业的发展,可用于银屑病治疗的药物种类越来越多。其中,近 20 年来较新的药物多数是免疫调节药物,具有很好的疗效。但尽管如此,传统的疗法仍然占据重要地位。目前,银屑病的西医疗法主要包括局部治疗、光疗、系统药物和生物制剂(图1-4)。本节主要介绍局部治疗药物、光疗和主要的系统治疗药物,生物制剂治疗将在后续的章节中详细阐明。

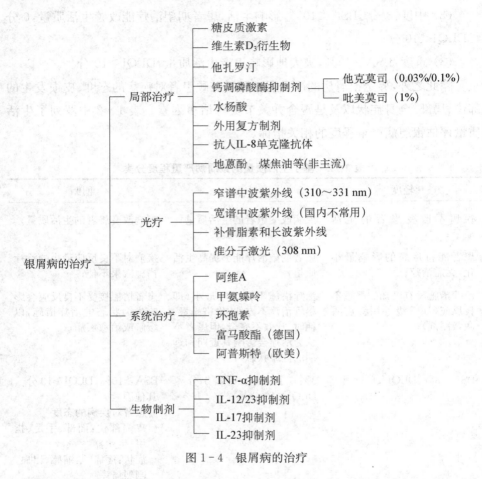

图1-4 银屑病的治疗

在制订治疗方案时,临床医生必须平衡患者的治疗目标与疾病的严重程度、个体因素(如银屑病性关节炎、妊娠或恶性肿瘤史)和经济承受能力等。银屑病无法治愈,许多患者反馈他们的治疗方案效果一般,并因此感到非常痛苦。随着生物制剂的涌现以及这些药物所带来的令人激动的疗效反应,患者对治疗的期望只会越来越高。

由于一旦开始生物制剂治疗,患者在经济条件允许的前提下将持续多年使用这些药物,因此,安全性是一个最主要的问题,需要在治疗开始前与患者坦诚讨论。新药虽然高效,但存在一个很普遍的缺点,就是安全性观测时间较传统药物要短很多年。此外,虽然某些药物连续使用是安全的,但也有一些药物因为具有累积毒性而被限制使用。随着时间的推移,之前使用有效的药物可能会失去疗效,原因可能来自两方面:①(因连续使用同一种药物而对药物产生)快速抗药反应,多见于局部治疗药物耐药以及机体针对某一生物制剂产生中和抗体;②患者皮损内的炎症反应性质发生改变,需要改变治疗药物或联合其他治疗手段。医生必须针对患者给出个体化的治疗方案,并且如果疾病开始进展,可能还得考虑联合其他疗法以实现长期控制疾病的目标。

一、局部治疗

大多数银屑病患者最先接受的是局部治疗,并且这些药物(图 1 - 4)与其他疗法联用几乎都是安全的。局部治疗的优点是便宜、有效、安全性高。但尽管如此,仍有 40% 的患者不愿意接受局部治疗,因为耗时长并且不够美观。美观方面的问题值得重视,医生可以考虑在处方中兼开适合白天使用的霜剂(易吸收)和适合晚上使用的软膏制剂(更有效但较油腻)。另一个要重视的问题是,医生应该给予患者足够量的局部治疗药物以确保全身皮损得到有效治疗。通常认为,400 g 外用制剂是中等身材成人每天 2 次全身涂抹 1 wk 的用量。

1. **糖皮质激素** 外用糖皮质激素通常作为轻度至中度银屑病和敏感部位(如屈侧和外阴部)皮肤的一线治疗药物。这些药物通过引起糖皮质激素受体核易位而起作用,导致多种结果。患者通常在连续治疗 2~4 wk 后看到改善,然后可逐渐减量至维持阶段治疗(每周仅外用乳膏 2~3d)。长期连续外用糖皮质激素可能会引起皮肤萎缩、毛细血管扩张、萎缩纹和肾上腺轴抑制(全身吸收所致)。长期使用会导致这些药物失去疗效,患者应转为替代配方制剂。停用局部糖皮质激素后,疾病可能会"反跳"。合理使用外用糖皮质激素是一种经济、有效、安全的治疗手段,因此,它们应成为每位患者治疗计划中的一部分。

2. **维生素 D_3 衍生物** 用于治疗皮肤病的外用维生素 D 制剂包括卡泊三醇、他卡西醇、骨化三醇和马沙骨化醇(马沙骨化醇目前国内没有)。外用卡泊三醇的疗效通常被认为等同于外用弱效糖皮质激素,每天使用 2 次比每天使用 1 次更有效,并且长期使用不会失去疗效。对皮肤的刺激是常见的不良反应,因此应告知患者不要将维生素 D 制剂应用于敏感部位皮肤。合理使用外用维生素 D 制剂几乎没有全身不良反应,但若使用过量(如成人卡泊三醇>100 g/wk 或骨化三醇＞200 g/wk)则可能会发生高钙血症。外用卡泊三醇可以作为外用强效糖皮质激素的补充:当外用糖皮质激素逐渐减至每周2次时,联合外用卡泊三醇每周5次。这样可最大限度地降低糖皮质激素引起萎缩的风险。

3. 他扎罗汀　他扎罗汀是第3代类维A酸,外用制剂包括0.05%凝胶和0.1%乳膏两种剂型。它对红斑效果一般,主要用于减轻斑块的厚度和鳞屑。通常认为该药通过与视黄酸受体结合起效。局部刺激是其显著不良反应并与剂量相关,因此最好与局部糖皮质激素或光疗联合使用。他扎罗汀通过减少斑块厚度和引起皮肤刺激降低中波紫外线(ultraviolet B light,UVB)和长波紫外线(ultraviolet A light,UVA)的最小红斑量。因此,若在光疗过程中启用他扎罗汀则建议将紫外线的剂量减低至少1/3。

4. 钙调磷酸酶抑制剂　他克莫司和吡美莫司是外用钙调磷酸酶抑制剂,同时阻断T细胞功能和IL-2产生。临床试验显示,这两种药物对慢性斑块状银屑病均无效,但有证据表明他克莫司对反向银屑病有效。临床上,该类药物的主要不良反应是引起局部灼烧感,因此使用受限。美国食品药品监督管理局(Food and Drug Administration,FDA)在发布有关恶性肿瘤的报告后,要求该类药物在包装上标注黑框警告说明。美国皮肤病学会(the American Academy of Dermatology,AAD)以及美国过敏、哮喘和免疫学会(the American Academy of Allergy,Asthma,and Immunology)曾对该警告标识提出抗议。此外,大型上市后监测数据库未发现该类药物引起淋巴瘤或皮肤恶性肿瘤风险增加。

5. 水杨酸　水杨酸是外用角质层剥脱剂。它通过降低角质层pH值及减少角质形成细胞间黏附起到软化斑块和减少鳞屑的作用,进而增强其他药物渗透。与他扎罗汀一样,它最好与局部糖皮质激素联用。不同的是,水杨酸会降低UVB光疗效果。若使用范围＞20% BSA可发生全身吸收(特别是肝/肾功能不全者)。目前没有关于局部水杨酸单药治疗银屑病的安慰剂对照研究。

6. 外用复方制剂　复方制剂可提高疗效、减轻不良反应,便于患者使用,如复方卡泊三醇(卡泊三醇＋倍他米松)、复方丙酸氯倍他索(维A酸＋丙酸氯倍他索)及复方他扎罗汀(他扎罗汀＋倍他米松)等。

7. 抗人IL-8单克隆抗体　抗人IL-8单克隆抗体乳膏是一种外用生物制剂,可中和IL-8的活性,抑制白细胞向炎症部位真皮和表皮的趋化,减轻皮损内炎症反应,缓解瘙痒,对点滴状及斑块状银屑病有一定疗效,不良反应较轻。

8. 温和的润肤剂 应鼓励患者在用药之余定期涂抹温和的润肤剂。润肤剂可以缓解干燥、鳞屑和瘙痒。润肤剂在洗浴后立即使用效果最佳。此外，若涂抹在薄层的局部药物上还可以增进皮肤的水合作用。润肤剂可通过润滑皮肤和防止表皮散射增加光疗的功效。

二、光疗

紫外线包括 UVA，波长 320～400 nm、UVB，波长 290～320 nm 和短波紫外线（UVC，波长 180～290 nm）。20 世纪 20 年代，Goeckerman 第 1 次使用人造光源治疗银屑病（患者外用粗制煤焦油后接受紫外线照射）。20 世纪 70 年代，补骨脂素和 UVA（psoralen ultraviolet A light，PUVA）的光化学疗法被用于银屑病的治疗，但因其有增加皮肤癌（特别是鳞状细胞癌）发生的风险，现已基本停用。直到 20 世纪 80 年代窄谱 UVB（311～313 nm）的问世，光疗才被证实治疗银屑病安全有效并且不会引起免疫抑制。

1. 窄谱中波紫外线 窄谱中波紫外线（narrow band ultraviolet B light，NB-UVB）是目前临床应用最广泛的紫外光疗法。由于其临床疗效肯定且与PUVA 相比不良事件（adverse events，AEs）风险较小，NB-UVB 被认为是中重度斑块状银屑病的一线光疗选择。NB-UVB 同样适用于关节病型银屑病皮损的治疗，但对红皮病型和脓疱型银屑病应慎用。与单药治疗相比，NB-UVB 联合系统药物治疗可能有助于提高皮损的清除率。应避免使用黏腻的润肤霜，因其会阻止 UVB 渗透。尽管 NB-UVB 对大多数患者安全，但是它对着色性干皮病或红斑狼疮患者是绝对禁忌的。

2. 补骨脂素和 UVA PUVA 光化学疗法包括口服或外用补骨脂素两种方式，通过诱发临床有益的光毒性反应治疗皮肤病。PUVA 是治疗慢性斑块状银屑病的一种有效方法，具有诱导长期缓解的潜力。因其给药繁琐且存在提高皮肤癌（特别是鳞状细胞癌）发生率的风险，PUVA 的临床应用已非常有限，仅作为某些顽固性皮损、深色皮肤类型以及局限性难治性银屑病（如 PPP）的一个治疗选择。

3. 308 nm 准分子激光 308 nm 准分子激光的治疗具有针对性，不影响正常皮肤，可用于局限性（特别是头皮、手足等难治疗部位）顽固性皮损的治疗。

三、系统治疗

阿维 A(acitretin)、MTX 和 CsA 已被用于银屑病的治疗多年,有效且价格低廉。虽然这些药物有不良反应,对某些患者并不适用,但多数患者可以耐受。近年来,新型小分子口服药物阿普斯特(apremilast)被证实治疗银屑病安全有效。

1. 阿维 A   阿维 A 是一种第 2 代维 A 酸类药物,主要适用于斑块状、脓疱型和红皮病型银屑病,对关节病型银屑病疗效欠佳。阿维 A 作为单药治疗或与其他疗法(如光疗或其他系统药物)联合应用可有效治疗斑块状银屑病。阿维 A 单药治疗也被认为是脓疱型银屑病的一线治疗方法。阿维 A 属于妊娠 X 类药物,致畸性是阿维 A 一个严重不良反应,因此,妊娠是阿维 A 的绝对禁忌,育龄期妇女应慎用,孕妇禁用。阿维 A 的其他常见不良反应包括唇炎、干燥症、脱发、骨骺过早闭合、血脂代谢异常和肝功能异常等。骨骺过早闭合是儿童使用阿维 A 治疗的一个常见问题,建议儿童、青少年患者慎用。此外,因其影响血脂代谢和肝功能,老年患者人群也应慎用。

阿维 A 常用推荐剂量为 0.5~1.0 mg/(kg·d),与食物同服可加强药物吸收,治疗常用剂量为 30~50 mg/d。阿维 A 治疗斑块状银屑病的起始剂量在 10~20 mg/d,根据治疗反应和患者耐受性,每 2~4 周加量 10~20 mg 直至达到皮损明显改善,最大剂量不超过 1 mg/kg/d。联合治疗时,建议剂量低于 30 mg/d。

虽然与其他系统口服药物(如 MTX、CsA)及生物制剂相比,阿维 A 起效缓慢且效果相对较差,但阿维 A 确实可以达到显著改善皮损的效果,使光疗更有效,并且长期使用安全、无免疫抑制风险。

2. MTX   若能合理使用,MTX 仍是治疗严重顽固性银屑病安全有效的药物,它对中重度斑块状、关节病型、红皮病型、泛发性脓疱型银屑病均显示较好的疗效,对甲银屑病和掌跖部位银屑病也有疗效,在光疗、光化学疗法及其他系统药物治疗无效时尤为适用。MTX 治疗银屑病的确切机制尚不清楚,但通常认为其对银屑病中 T 细胞介导的炎症具有免疫调节作用。MTX 的不良反应包括恶心、食欲不振、呕吐、腹泻、骨髓抑制以及肺脏和肝脏毒性。在 MTX 治疗前和治疗期间,需要密切监测血常规及肝肾功能。若连续累积剂量>1 500 mg,须定期检测Ⅲ型前胶原氨基末端肽(PⅢNP),预防及监测肝纤维化。使用 MTX 治疗的患者是否应该补充叶酸目前尚有争论,建议补充叶酸者认为其可以减少

MTX 的不良反应,且不会降低疗效。

MTX 常用推荐剂量为 5～25 mg/wk,起始剂量 2.5～7.5 mg/wk,可单次口服给药或分 3 次口服(每 12 h 服药 1 次,每周连续服药 3 次)给药,每 2～4 周增加 2.5 mg,逐渐增加剂量至 15～25 mg/wk。病情控制后至少维持 1～2 个月后再逐渐减量,每 4 周减 2.5 mg,直到最小维持量。MTX 通常在 6～8 wk 内起效,在第 12 周或 16 周时疗效较好,如无明显疗效则停止治疗改用其他药物治疗(但通常不在 12 wk 内判定 MTX 治疗失败)。

自生物制剂问世以来,有更多可用的银屑病药物比 MTX 更有效,并且有可能减少不良事件的发生。然而,MTX 可能在降低生物相关免疫原性方面发挥新的作用。需要进一步的研究来验证 MTX 与生物制剂联合治疗银屑病的潜在益处。

3. CsA　CsA 通过形成 CsA-亲环蛋白复合物结合并抑制钙调磷酸酶,进而抑制 T 细胞分化和 IL-2 活性起效。尽管目前有多种选择可用于治疗中重度银屑病,但 CsA 仍是一种有用的选择,因为其疗效可靠、迅速。CsA 对各型银屑病均有效,对于患有严重或顽固性银屑病、需要间歇性短期治疗的患者,可考虑使用该药,以诱导缓解、维持疗效、预防复发。对儿童和青少年患者,建议在严重病例用其他药物治疗无效的情况下慎重使用。肾毒性和高血压是被高度关注的不良反应,应定期监测血压和血清肌酐水平。

CsA 常用推荐剂量为 3～5 mg/(kg·d),可用每日 2 次的给药方法。治疗银屑病的推荐起始剂量一般为 2.5 mg/(kg·d),治疗 4 wk,接着按每 2 周增加 0.5 mg/(kg·d) 至最大剂量 5 mg/(kg·d)。如果患者服用可以耐受的最大剂量超过 6 周后还没有满意的疗效则必须停药。症状控制后逐渐减量,每 2 周减 0.5～1 mg/(kg·d),直至最低有效剂量维持治疗。CsA 逐渐减量比突然停用复发率低、缓解期长。

CsA 具有肾毒性并引起高血压,不建议长期使用。在病情控制后,临床医生应逐渐减量至停药,转用毒性较低的药物进行持续治疗以防止不良反应的发生。

4. 阿普斯特　小分子口服药物阿普斯特是一种磷酸二酯酶 4(phosphodiesterase 4,PDE4)抑制剂,于 2014 年底和 2015 年初分别获美国 FDA 和欧洲药品管理局(European Medicines Agency,EMA)批准,用于 PsA 和中重度斑块状银屑病的治疗,在中国尚未上市。相关临床试验显示,阿普斯特能够显著持久地改善银屑病皮损。临床数据显示,阿普斯特 30 mg 口服,每日 2 次,治疗 16 wk 后,患者的指甲、头皮和掌跖银屑病均得到显著改善,并在 52 wk 观察期中维持疗效。阿普斯特最常见的不良反应是腹泻、恶心、头痛和上呼吸道感染,其胃肠道不良反应通常非常轻微,并且具有自限性。

阿普斯特不需要监测或筛查结核。到目前为止,阿普斯特具有良好的安全性,并且可用于因伴有合并症(如肝脏、肾脏或血液系统疾病)而不适合使用其他系统药物的患者或免疫受损(如 HIV 感染)的患者。

四、生物制剂治疗

自 1998 年 11 月 2 日依那西普获得美国 FDA 批准在美国上市后,生物制剂的研发呈现出井喷态势。这些药物的涌现有助于理解银屑病的遗传学和免疫学发生机制。它们具有靶向性并且强效,上市后监测表明其具有出色的安全性。目前已有多种生物制剂可作为银屑病治疗的选择,它们分别是 TNF - α 抑制剂、IL - 12/23 抑制剂(抗 p40)、IL - 17 抑制剂和 IL - 23 抑制剂(抗 p19)。这些药物正在改变银屑病患者的治疗并改善临床结果,将在后续章节中详细阐明。

第八节　银屑病共病

早在 1961 年,Reed 等发现银屑病性关节炎患者发生心血管疾病(如冠心病、心肌梗死)的概率升高。多年的流行病学和基础研究使我们逐渐认识到银屑病不仅仅是一种皮肤疾病,而且是一种重要的系统性疾病;银屑病(特别是严重银屑病)患者合并症发生率及病死率的增高与其皮肤慢性炎症相关。

1995 年,研究证实,中重度银屑病患者合并其他相关疾病如代谢综合征、心血管疾病(如动脉高压、冠状动脉疾病、心肌梗死和中风)等是其病死率升高的重要因素。我们把这些与银屑病合并发生的非皮肤疾病称为银屑病共病。

银屑病是由 Th1、Th17 和 Th22 等细胞激活和扩增,继而产生相应炎症因子(如 IFN - γ、TNF - α、IL - 17 和 IL - 22 等)释放入血液,对许多器官组织(如皮肤、关节、心血管系统等)产生炎症作用所致。从最初的银屑病合并关节炎、心血管疾病、糖尿病、肥胖等到后来的自身免疫性疾病、心理疾病及某些肝肾疾病,研究者们逐渐认识到银屑病共病涵盖非常广的疾病范畴。

由于银屑病共病不仅反映了银屑病全身炎症的严重程度,还关系到患者的预后和对治疗的选择,因此,建议临床医生定期对患者作银屑病共病(特别是银屑病性关节炎和心血管疾病)筛查。推荐的筛查间隔时间:系统治疗患者每 6 个月 1 次;局部治疗患者每 12 个月 1 次。

一、银屑病性关节炎

《2019 美国 AAD/NPF 指南》建议对 PsA 进行早期筛查,其建议及推荐强度、证据等级见表 1 - 3。

表 1 - 3 《2019 美国 AAD/NPF 指南》对早期筛查关节病型银屑病的建议

建 议	推荐强度	证据等级
① 银屑病患者应了解银屑病与 PsA 的关系	B	Ⅱ～Ⅲ
② 所有皮肤型银屑病患者均应考虑合并 PsA 的可能	B	Ⅱ～Ⅲ
③ 对伴有 PsA 可疑体征和症状的患者应进行充分的 PsA 评估;若诊断明确,予适当的 PsA 治疗或咨询风湿科专家进行评估和管理	A	Ⅱ～Ⅲ

1. **国外研究建议的简易筛查方法**　下列症状如出现 2 个或 2 个以上,需进行 PsA 筛查:①关节疼痛;②晨僵(清晨醒来后或静止＞30 min 后);③指趾肿胀;④轴/脊柱受累(与僵硬相关的背痛,伴随活动而改善)。

2. **推荐的 PsA 筛查量表**　用于筛查 PsA 的量表有很多,包括多伦多关节病型银屑病筛查量表(ToPAS)、关节病型银屑病筛查和评估表(PASQ)和银屑病流行病学筛查工具(PEST)等。《2019 美国 AAD/NPF 指南》推荐皮肤科医生自行选择筛查量表。在这些量表中,PEST 由于其简单、易于使用的优点,被认为是一种实用的筛查工具。

在 PEST 筛查中,皮肤科医生需询问以下几个问题:①有没有肿胀的关节;②是否有医生告知的关节炎;③手指甲或脚趾甲有凹点吗;④脚后跟疼吗;⑤有没有无诱因完全肿胀和疼痛的手指或脚趾。若患者确实存在关节症状,医生需记录所有出现不适的关节。

二、心血管疾病

《2019 美国 AAD/NPF 指南》建议对心血管疾病进行早期筛查,其建议及推荐强度、证据等级见表 1-4。

表 1-4 《2019 美国 AAD/NPF 指南》对心血管疾病发生风险筛查的建议

建 议	推荐强度	证据等级
① 通过国际通用指南进行心血管风险评估(筛查高血压、糖尿病和高脂血症)适用于所有银屑病患者	B	Ⅱ~Ⅲ
② 支持对 BSA>10% 或接受系统治疗/光疗的银屑病患者,尽早、更频繁筛查高血压、糖尿病和高脂血症	B	Ⅱ~Ⅲ
③ 对 BSA>10% 或接受系统治疗/光疗的银屑病患者,应该通过引入 1.5 倍增因子来调整风险评估模型	A	Ⅱ~Ⅲ

1. 针对心血管疾病高危人群的筛查建议

(1) 高血压。(正常血压值<120/80 mmHg)。筛查建议:①18~39 周岁,血压<130/85 mmHg,无其他风险因素,每 3~5 年筛查一次;②年龄≥40 周岁,高危人群(如血压 130~139/80~89 mmHg、超重/肥胖、非洲裔美国人),每年筛查 1 次。

(2) 糖尿病。筛查建议:年龄 40~70 周岁,BMI≥25 kg/m^2,每 3 年筛查 1 次。

(3) 心血管风险评估。评估建议:①对 20~79 周岁的成人评估标准危险因素(包括高胆固醇血症、肥胖症),每 4~6 年 1 次;②对 40~79 周岁的成人评估 10 年风险,每 4~6 年 1 次。

2. 针对心血管疾病高危人群的处理建议 对于合并高血压和高脂血症的银屑病患者,降压药和他汀类降血脂药可以和普通人群一样使用,必要时需请心内科专家会诊以明确诊断、制订治疗方案。

需要注意的是:治疗银屑病的某些药物对血脂水平有不利影响,最显著的是阿维 A 和 CsA,并且 CsA 还常常引起新发高血压或使已存在的高血压病恶化。因此,在使用这些药物治疗或药物剂量增加时,应特别注意监测血压和血脂水平。

3. TNF-α 抑制剂治疗降低心血管事件的风险 最近有证据表明,TNF-α 抑制剂可通过降低全身炎症反应而使心血管事件的发生风险降低。南加利福利亚的一项回顾性研究显示,与局部治疗相比,TNF-α 抑制剂治疗银屑病可显著降低心肌梗死(myocardial infarction, MI)的发生风险(50%)和发生率(55%)。丹麦的一项为期 5 年的随访研究发现,与其他药物(如 IL-12/23 抑制剂、CsA、阿维 A 等)相比,TNF‐α 抑制剂治疗显著降低银屑病患者发生心血管事件的风险。然而,也有一些研究显示,系统药物(包括 TNF‐α 抑制剂)治疗并不能降低银屑病患者发生 MI 的风险。因此,有必要开展更多的研究以明确两者间的确切关系。

三、其他共病

除了 PsA 和心血管疾病外,《2019 美国 AAD/NPF 指南》指出银屑病共病包括代谢综合征、肾脏疾病、肝脏疾病和精神疾病。研究显示,银屑病患者中代谢综合征的发病率(34%)显著高于正常人(26%),并且这种人差异在排除相关干扰因素后仍在存。慢性肾脏疾病(chronic kidney disease,CKD)在一般人群、轻度银屑病患者和重度银屑病患者中的风险比(hazard ration,HR)分别为 1.05(95%CI,1.02~1.07)、0.99(95%CI,0.97~1.02)和 1.93(95%CI,1.79~2.08)。非酒精性脂肪肝(non-alcoholic fatty liver disease,NAFLD)在银屑病人群中的发病率显著高于正常人(65.6% $vs.$ 35%,$P<0.01$)。此外,银屑病患者罹患抑郁症的可能性至少是对照组的 1.5 倍。皮肤科医生若发现患者可能罹患某种共病,应建议其尽早至专科门诊就诊,以明确诊断,并在必要时尽早接受治疗。

第二章

银屑病生物制剂总论

第一节 定义和分类

从广义上讲,生物制剂是指以各类具有医研价值的碳基生物为原料,利用传统技术或现代生物技术制造,针对人体各类生理功能或病理症状的用于预防(保健)、治疗和诊断的各种形态制剂。

在医疗卫生领域,生物制剂具体指"免疫生物制剂",是指通过对微生物(细菌、立克次体、病毒等)及其代谢产物的有效抗原成分、动物毒素、人或动物的血液或组织等生物成分进行加工而生产的可用于预防、治疗、诊断相应传染病或其他有关疾病的各种生物制品(包括人用疫苗、人用重组 DNA 蛋白制品、人用重组单克隆抗体制品、微生态活菌等)。生物制剂通过刺激机体免疫系统,在人体内诱导细胞免疫、或体液免疫而发挥功效。

医用生物制剂(如疫苗、广谱生物制剂等)的生产除了需具备药物生产的基本要求外,还具有一系列的特点,如在生产中必然存在第 1 阶段——微生物、病毒、活体细胞的培养,以及后续加工获取生物物质;同时还具有洁净、纯化、提取、冷冻、冻干等特点。例如,阿达木单抗生产的多道工序均需保证无菌条件,符合微污染控制要求。

既往研究表明,人体免疫系统参与银屑病的发生与发展。参与银屑病皮损部位免疫反应的细胞主要有淋巴细胞、中性粒细胞、抗原呈递细胞和角质形成细胞等,而细胞因子、趋化因子是各种免疫细胞之间相互作用的纽带。这些因子包括天然免疫细胞因子(IL-1、IL-6 和 TNF-α)、Th1 细胞因子(IFN-γ 和 IL-2)和 Th17 细胞因子(IL-17、IL-22 和 IL-23 等)。其中,Th17 细胞因子被认为是导致银屑病发生、发展的炎症因子。

传统的治疗手段如免疫抑制剂（MTX 等）能抑制体内的免疫反应相关细胞的增殖和功能,从而降低免疫反应,但缺点是同时会抑制正常细胞的增殖和功能,并因此带来骨髓抑制等不良反应。与之不同的是,生物制剂可非常精准地抑制炎症因子,因而起效快、疗效好。

生物制剂种类繁多,不同的生物制剂针对银屑病发病因素中的不同靶点。临床医生应视患者的个体情况和用药需求给出治疗建议。截至 2019 年 9 月,经美国 FDA 批准,可用于治疗银屑病的生物制剂共有 4 类 11 种(图 2-1,表 2-1),罗列如下。

（1）TNF-α 抑制剂:依那西普、英夫利西单抗、阿达木单抗和赛妥珠单抗;

（2）IL-12/23 抑制剂:乌司奴单抗;

（3）IL-17 抑制剂:司库奇尤单抗、依奇珠单抗和布罗利尤单抗;

（4）IL-23 抑制剂:古塞奇尤单抗、蒂尔他昔单抗和利桑基单抗。

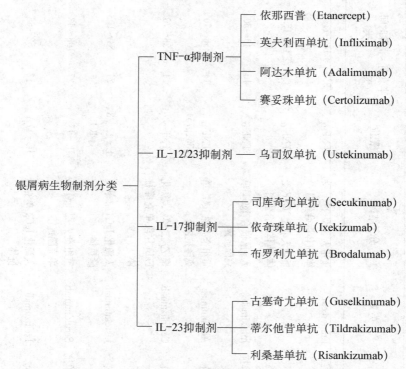

图 2-1　银屑病生物制剂分类

在上述生物制剂中,除了依那西普为重组融合蛋白外,其他 10 种均为单克

表2-1 银屑病生物制剂种类及基本信息

药品名 中文	英文	作用机制 分子结构	药代动力学 靶位	半衰期 (天)	清除期 (天)	美国FDA PSO适应证获批时间	PSO 适应证	PsA 适应证	中国NMPA 上市时间	PSO 适应证	PsA/RA 适应证
依那西普	Etanercept	重组人II型TNF受体-抗体融合蛋白	TNF-α	3.5	14~17.5	2004.4.30	中重度	√	2010.3	X	RA
一益赛普R		重组人II型TNF受体-抗体融合蛋白	TNF-α	3.5	14~17.5	—	—	—	2007.3	中重度	RA
英夫利西单抗	Infliximab	人-鼠嵌合IgG1单克隆抗体	TNF-α	10	40~50	2006.9.27	重度	√	2007.9.1	重度	RA
阿达木单抗	Adalimumab	重组全人源IgG1单克隆抗体	TNF-α (p55,p75)	14	56~70	2008.1.22	中重度	√	2010.2.26	中重度	RA
赛妥珠单抗	Certolizumab	聚乙二醇人源化Fab,片段单克隆抗体	TNF-α	14	56~70	2018.5.27	中重度	√	—	—	—
乌司奴单抗	Ustekinumab	人源化IgG1/κ单克隆抗体	IL-12/23 (p40)	21	84~105	2009.9.25	中重度	√	2017.11.7	中重度	X
司库奇尤单抗	Secukinumab	重组全人源IgG1/κ单克隆抗体	IL-17A	27	108~135	2015.1.21	中重度	√	2019.3.31	中重度	X
依奇珠单抗	Ixekizumab	人源化IgG4单克隆抗体	IL-17A	13	52~65	2016.3.22	中重度	√	2019.9.4	中重度	X

续表

药名		作用机制	药代动力学			美国 FDA			中国 NMPA		
中文	英文	分子结构	靶位	半衰期（天）	清除时间（天）	PSO 适应证获批时间	PSO 适应证	PsA 适应证	上市时间	PSO 适应证	PsA/RA 适应证
布罗利尤单抗	Brodalumab	全人源 IgG2 单克隆抗体	IL-17RA	11	44~55	2017.2.15	中重度	X	申请中	申请中	—
古塞奇尤单抗	Guselkumab	全人源 IgG1λ 单克隆抗体	IL-23(p19)	18	72~90	2017.7.13	中重度	X	申请中	申请中	—
蒂尔他普单抗	Tildrakizumab	人源化 IgG1/κ 单克隆抗体	IL-23(p19)	23	92~115	2018.3.21	中重度	X	—	—	—
利桑基单抗	Risankizumab	全人源 IgG1 单克隆抗体	IL-23(p19)	11	44~55	2019.4.24	中重度	X	—	—	—

1) Menter A, Strober BE, Kaplan DH, et al. Joint AAD-NPF guidelines of care for the management and treatment of psoriasis with biologics [J]. J Am Acad Dermatol, 2019,80(4):1029-1072.

2) Poelman SM, Keeling CP, Metelitsa AI. Practical guidelines for managing patients with psoriasis on biologics: An update [J]. J Cutan Med Surg, 2019,23 (1_suppl):3S-12S.

注：表中信息截至 2019 年 9 月；药品从体内清除时间按照 4~5 个半衰期计算得出；益赛普 R 为依那西普生物类似物；布罗利尤单抗和古塞奇尤单抗为中国上市申请药名；赛妥珠单抗、蒂尔他普单抗和利桑基单抗为通用中文音译名；FDA-（美国）食品药品监督管理局；NMPA-（中国）国家药品监督管理局；PSO-银屑病；PsA-银屑病性关节炎，关节病性银屑病；PA-类风湿关节炎

隆抗体。其中,人-鼠嵌合单克隆抗体1种(英夫利西单抗),人源化单克隆抗体4种(乌司奴单抗、依奇珠单抗、赛妥珠单抗和蒂尔他昔单抗),全人源单克隆抗体5种(阿达木单抗、司库奇尤单抗、布罗利尤单抗、古塞奇尤单抗和利桑基单抗)。人-鼠嵌合单克隆性抗体免疫原性较强,较易引起抗药物抗体(anti-drug antibody,ADA)的产生,而全人源单克隆抗体免疫原性较弱,ADA的产生较少。例如,英夫利西单抗的ADA发生率为0~84%,而司库奇尤单抗的仅为0~1%。较多ADA的存在除了可能会引起输液反应等不良事件外,还可能会降低血清药物水平,影响药物留存率,导致继发性治疗失败等。

11种生物制剂中,除了近2年刚在美国上市的4种新药(布罗利尤单抗、古塞奇尤单抗、蒂尔他昔单抗和利桑基单抗)外,均有经FDA批复的PsA适应证。英夫利西单抗作为唯一一种静脉给药的生物制剂,推荐用于慢性重度斑块状银屑病,其余10种均适用于慢性中重度斑块状银屑病。

截至2019年9月,已获得NMPA批准在中国上市的生物制剂有6种,包括依那西普、英夫利西单抗、阿达木单抗、乌司奴单抗、司库奇尤单抗和依奇珠单抗;已向NMPA提交上市申请的生物制剂有2种,分别是布罗利尤单抗和古塞奇尤单抗。值得注意的是,依那西普的中国适应证标签中不包括PSO或PsA,主要为风湿科用药,治疗RA和AS。依那西普的国产生物类似物益赛普®于2007年上市,具有与依那西普类似的疗效和安全性,先后被NMPA批准用于RA、AS和成人中重度斑块状PSO的治疗。在本书后续的章节中,将重点对目前已获批在中国上市的6种生物制剂作较为详细的阐述。

第二节 适应证与禁忌证

生物制剂对于大多数严重银屑病疗效可靠、起效迅速、使用安全。然而,并不是每位患者均适合生物制剂治疗。皮肤科医生应非常熟悉生物制剂的适应证和禁忌证,以便能兼顾有效性和安全性,更合理地使用生物制剂。

一、适应证

生物制剂虽然疗效可靠、安全性好,但毕竟价格昂贵,多数患者对此类药物的经济承受能力有限。在我国,生物制剂主要适用于对传统治疗无效或抵抗,或对传统治疗存在禁忌或不能耐受的严重银屑病患者。

在我国,银屑病的传统治疗包括:①传统的系统药物治疗,如阿维 A、MTX、CsA、来氟米特、中药雷公藤等;②光疗,如窄谱 UVB、PUVA、308 准分子激光治疗等;③中药外治和中医学非药物疗法(适用于中西医结合皮肤科门诊),如中药药浴/熏蒸/溻(渍)/封包、火罐、针刺、穴位埋线、火针、三棱针、耳针等。

严重银屑病包括:①PASI 评分≥10 或 BSA≥10%(无法进行 PASI 评分时),并且 DLQI≥10,病情持续 6 个月以上的重度斑块状银屑病;②红皮病型或脓疱型或关节病型银屑病;③严重影响患者身心健康和(或)生活质量的特殊部位(如生殖器、头面部及肢端暴露部位)银屑病,即便全身皮损严重程度未达到前述标准,亦可适用。

对于满足以上条件的患者,医生可在进一步评估患者的健康状况、合并系统疾病的情况以及经济条件后,推荐患者使用生物制剂治疗,以较快地缓解病情、减轻患者痛苦。需要补充的一点是,脓疱型和红皮病型银屑病的人群发病率较低,虽然已有少数个案报道或病例系列报道显示部分生物制剂治疗有效,但目前仍缺乏大样本的随机、双盲临床研究数据,建议皮肤科医生在综合评估患者的个体情况和充分沟通风险获益后酌情考虑使用。

然而,皮肤科医生在临床上遇到的情况可能比疾病本身更复杂。例如,由于不同患者在个人、社会、经济、认知等方面存在差异,导致他们对治疗的偏好和需求也不尽相同。因此,除了以上主要适应证外,生物制剂还适用于以下几种情况。

1. 中度斑块状银屑病　国内外已上市的 11 种治疗银屑病的生物制剂在其适应证标签中几乎均包括中度斑块状银屑病。对于非初发的中度斑块状银屑病患者,若对治疗的获益要求较高、拒绝或不能耐受传统治疗药物或手段,并且经济上能够承受、主动提出希望使用生物制剂治疗的,在排除禁忌证并与其充分沟通风险获益后可考虑使用。不建议对初发的银屑病患者使用生物制剂治疗。

2. 合并系统性疾病者　对于合并其他系统疾病如关节炎、炎症性肠病、葡萄膜炎的患者,鉴于疾病可能带来的远期不良结局,应尽早进行干预。建议对该类患者尽早开始生物制剂治疗(即使患者的皮损情况尚可/较轻),以期早期控制全身炎症、改善患者的疾病预后和生活质量。建议采用多学科治疗(multiple discipline therapy,MDT)模式,如与风湿科、消化科、眼科乃至影像科、感染科医生联合,共同诊治该类患者,商定出适合于该类患者的最佳治疗方案和维持治疗方案,并且共同评估疾病的严重程度和药物疗效/不良反应、监测和应对用药期间发生的各类不良事件等。

二、禁忌证

根据生物制剂的药理作用、药物机制、潜在不良反应及已披露的不良事件种类,将银屑病生物制剂治疗的禁忌证归纳为以下几项。

(1) 对生物制剂活性成分或其他成分过敏;

(2) 活动性感染(包括活动性结核、肝炎病毒感染高度活动期、其他病毒感染活动期、细菌感染如脓毒血症等)及结核潜伏感染;

(3) 心功能分级(New York Heart Association,NYHA)为Ⅲ级或Ⅳ级的充血性心力衰竭(congestive heart failure,CHF);

(4) 合并有严重的未控制的肝脏、肺脏或肾脏疾病;

(5) 恶性肿瘤:除外皮肤基底细胞癌以及经治缓解期≥10年的肿瘤;

(6) 既往有脱髓鞘综合征或多发性硬化症(multiple sclerosis,MS)病史;

(7) 先天性或获得性免疫缺陷状态。

第三节　用药前筛查和用药监测

在开始生物治疗前,应对患者进行全面的病史采集、体格检查以及全面的系统回顾,需重点关注结核暴露史、慢性/复发性感染、恶性肿瘤、神经系统疾病和心脏疾病史等,拟应用 IL-17A 抑制剂者还应注意是否有炎症性肠病等情况。为避免严重不良事件的发生,建议筛查以下项目:血常规、肝功能、肾功能、肝炎血清学检测[主要是乙型肝炎病毒(hepatitis B virus,HBV)感染和丙型肝炎病毒(hepatitis C virus,HCV)感染]、结核筛查[结核菌素试验(purified protein derivative,PPD)]和 X 线胸片,有条件者应做 QuantiFERON-TB Gold(QFT-G)试验或 T-Spot 检查,必要时应进一步行肺 CT 平扫、HBV-DNA 定量和(或)HCV-RNA 定量检查;育龄期妇女应注意尿妊娠试验筛查,高危人群还应增加HIV 血清学检测(表2-2)。其他非必需性筛查项目包括:红细胞沉降率、C 反应蛋白、抗核抗体、肿瘤标志物、心电图检查(electrokardiogram,EKG)等,视患者个体素质及所用生物制剂种类酌情决定。

在生物制剂治疗开始后,医生应根据治疗需要定期随访患者。常规随访检查包括询问病史和皮肤科体检、监测药物不良反应和不良事件、潜伏/活动性结核、肝炎病毒复制情况和血常规、肝功能等实验室指标。此外,还应注意监测恶性肿瘤。大多数权威指南建议对接受生物制剂治疗的患者进行年度结核检测,以筛查新发感染和结核复发,特别是对高危人群(如医护人员和结核流行区暴露者)。对于应用 TNF-α 抑制剂者或用药前结核指标阳性、经治后应用生物制剂者,应提高结核复查频率。对于用药前肝炎血清学阳性者,应密切随访病毒拷贝数,推荐每 3～6 个月监测 1 次。

表 2-2 生物制剂用药前筛查和用药期间监测

监测项目	基线	用 药 期 间
病史采集与皮肤科体检	√	根据治疗需要常规随访
血常规	√	依那西普、阿达木单抗、司库奇尤单抗第 4、12 周及以后每 3 个月检查 1 次;英夫利西单抗、乌司奴单抗每次注射前检查
肝功能	√	依那西普、阿达木单抗、司库奇尤单抗第 4、12 周及以后每 3 个月检查 1 次;英夫利西单抗、乌司奴单抗每次注射前检查
肾功能	√	无特殊要求
肝炎血清学检测(HBV、HCV)	√	对于筛查阳性者,建议每 3～6 个月行肝功能、肝炎血清学指标、外周血 HBV-DNA 定量和(或)HCV-RNA 定量检查
HIV 血清学检测*	√	无特殊要求
尿妊娠试验**	√	无特殊要求
抗核抗体***	√	TNF-α 抑制剂每半年检查 1 次
PPD/T-Spot/QFT-G	√	TNF-α 抑制剂每半年检查 1 次,其他生物制剂每年检查 1 次;对于筛查阳性、经治后应用生物制剂者,建议每 3～6 个月检查 1 次
胸部 X 线检查(胸片/肺 CT 平扫)	√	TNF-α 抑制剂每半年检查 1 次,其他生物制剂每年检查 1 次;对于筛查阳性、经治后应用生物制剂者,建议每半年检查 1 次

注:* 根据患者危险因素决定是否进行此项检测;** 育龄期女性用药前检查,用药期间建议避孕;*** 拟用 TNF-α 抑制剂者检查,必要时加查 dsDNA 以评估自身免疫病风险

1. 结核的筛查、随访及应对 对于 PPD 筛查阳性的患者应随访胸部 X 线检查(胸片或肺 CT 平扫)。如果胸部 X 线检查阴性,应对患者按照潜伏性结核进行预防性治疗;如果结果为阳性,应对患者按照活动性结核进行标准抗结核治

疗。如果患者因先前接种卡介苗(bacillus Calmette-Guerin vaccine，BCG 疫苗)而显示 PPD 阳性(即假阳性)，可通过抗原特异性 IFN-γ 释放试验(interferon-γ release assay，IGRA)进行确认。后者包括 QFT-G 试验和 T-spot 检测。由于 IGRA 所检测的抗原特异性干扰素的释放来自于对某些不存在于 BCG 中特殊结核抗原的刺激，因此在结核监测中 IGRA 优于 PPD。

对于结核潜伏感染者，若急需控制银屑病病情且患者愿意坚持预防性治疗方案并能够耐受抗结核药物的不良反应(包括恶心、呕吐、药物性肝损害、药物过敏等)，可以在给予预防性治疗 1～2 个月后开始生物制剂治疗。对于活动性结核患者，建议转专科医院就诊，并给予标准抗结核治疗。对于既往有结核病史、已接受过标准抗结核治疗、目前未出现结核活动的患者，无须再进行预防性抗结核治疗，但在应用生物制剂期间需注意密切随访。

关于结核的诊断、标准治疗方案和预防性治疗方案的制订等，应与专科医生讨论后决定。我国风湿病学界对 TNF-α 抑制剂应用中结核的预防与管理等问题已形成专家共识，考虑到我国结核发生率高且耐药结核的比率依然较高，推荐预防性抗结核治疗采用联合治疗，方案如下：①异烟肼 0.3 g/d，利福平 0.45 g/d，连续治疗 6 个月；②异烟肼 0.6 g，每周 2 次，利福喷丁 0.6 g，每周 2 次，连续治疗 6 个月；③在接受预防性抗结核治疗至少 4 wk 后，可开始使用 TNF-α 抑制剂。由于抗结核药物不良反应发生率高，因此，在预防性抗结核治疗开始前应进行血、尿常规，肝、肾功能检查，并在治疗开始后的第 2 周和第 4 周进行复查，此后每 4 周复查 1 次，以保证用药安全。

潜伏性结核在给予预防性抗结核治疗方案 1～2 个月后可开始生物制剂治疗，用药期间应密切加强随访。建议每 3～6 个月复查 PPD 或 T-Spot 或 QFT-G(T-sopt 及 QFT-G 优于 PPD)，并且每半年复查胸片或肺 CT 平扫(肺 CT 平扫优于胸片检查)，一旦出现结核活动，应立即停用生物制剂并给予标准抗结核治疗。

2. HBV 感染的筛查、随访及应对　对于 HBV 感染者和携带者，应监测外周血 HBV-DNA 拷贝数和肝功能。

(1) 活动性 HBV 感染者禁用生物制剂。

(2) HBV 高度复制($>10^4$ 拷贝数/ml)或肝功能异常[丙氨酸氨基转移酶(alanine aminotransferase，ALT)/谷草转氨酶(aspartate aminotransferase，AST)]≥正常上限 2 倍的患者，不建议使用生物制剂。

（3）HBsAg 阳性、HBV 轻度复制（$10^3 \sim 10^4$ 拷贝数/ml）且肝功能正常者，建议在使用生物制剂的同时给予预防性抗病毒治疗。

（4）HBsAg 阳性、HBV 无复制且肝功能正常者，可应用生物制剂，无须接受预防性抗 HBV 治疗。

HBsAg 阳性患者应用生物制剂时，应每 3～6 个月检测肝功能、乙型肝炎血清学指标和外周血 HBV-DNA 拷贝数。

据《2018 年美国肝病研究学会指南》和《2017 年欧洲肝脏研究学会指南》推荐，用于预防性抗病毒治疗的药物包括恩替卡韦（entecavir，ETV）、替诺福韦酯（tenofovir disoproxil fumavate，TDF）和丙酚替诺福韦（tenofovir alafenamide，TAF），具体方案制订应咨询肝病专家或传染科医生。关于 HBsAg 阳性患者抗病毒治疗开始和停药时机的问题，2017 年意大利指南推荐在接受生物制剂治疗前 2～4 周开始抗病毒治疗，并持续至生物制剂治疗结束后 6～12 个月。HBsAg 阳性患者停止抗病毒治疗后 3～6 个月，应检测外周血 HBV-DNA 拷贝数和肝功能。建议皮肤科医生与肝病专家或传染科医生共同管理和监测该类患者。

第四节　疗 效 评 估

对于应用生物制剂治疗的银屑病患者，需要特别注意用药前基线评估、用药后疗效评估和监测药物不良反应。对于基线评估，需要做到全面和评估指标标准化；对于用药后疗效评估，应确定合适的评估时点、构建均质稳定的评估体系和明确用于评判药物有效/无效的标准；而对于药物不良反应监测，需要做到仔细询问病史、全身体检、定期检查相关指标和对患者进行耐心解释，必要时需迅速作出判断，给出正确、有效的应对措施。

一、疗效评估的标准和时机

对每位银屑病患者在治疗前和治疗期间的常规随访时点作出精准的疾病严重程度评估是进行药物疗效评估的基础。目前，临床上较常用的评分量表包括：PASI、PGA、DLQI、NAPSI 和 PsAQoL 等。这些评分量表因操作繁琐，在临床实践工作中并不常规使用，但广泛应用于银屑病的临床研究和严重银屑病的疗效评估（详见附录）。

对于不同类型银屑病以及不同种类的生物制剂，进行疗效评估的时点、评估指标及有效性标准不尽相同。临床上,疗效评估的时点通常为患者每次用药前或每次门诊随访时。而对于临床研究而言,多数临床研究者建议最长的疗效评估间隔为 12 wk,最短的评估间隔可以为 1~2 wk,根据治疗的需要(诱导/维持方案)及研究设计而定。

1. 中重度斑块状银屑病

(1) PASI:由于传统的 PASI 评分是目前用来评估银屑病皮损严重程度的最具权威性的评分量表,因而被广泛用于中重度斑块状银屑病的药物疗效评估。而相对应的,患者在用药后某一时点的 PASI 评分较基线 PASI 评分所获得的改善(以百分比形式表示)被用作患者在这一时点所获得的量化性疗效。

如果我们把斑块状银屑病经生物制剂治疗后的 PASI 评分改善记为 ΔPASI,把 ΔPASI 相对于基线 PASI 评分的百分比数值($X\%$)记为 PASI-X,那么,PASI-X 就代表患者经某种药物治疗后所获得的疗效数据。例如,如果一位斑块状银屑病的患者经阿达木单抗治疗 12 wk 时 PASI 评分降低至基线时的 25% 以下,也就是说患者的(ΔPASI)≥基线时 PASI 评分的 75%,那么,我们就说患者在阿达木单抗治疗 12 wk 时的疗效达到 PASI-75。同理,如果一位斑块状银屑病的患者经司库奇尤单抗治疗 12 wk 后疗效达到 PASI-90,我们可以理解为该患者在司库奇尤单抗治疗 12 wk 时的 PASI 评分是基线时的 10% 或以下,即全身皮损严重程度改善 90% 以上。

基于这个概念,临床上目前把斑块状银屑病患者经生物制剂治疗达到 PASI-75 者,定义为有效;把经生物制剂治疗未达到 PASI-50 者,定义无效。对于有效者,可以继续当前治疗方案;对于无效者,可考虑换用其他生物制剂。对于经治后疗效介于 PASI-50 和 PASI-75 之间者,应进一步评估 DLQI,若 DLQI≤5 分,可以继续当前治疗方案;若 DLQI>5 分,则需要考虑调整治疗方案(如增加给药剂量、缩短给药间隔、联合传统治疗药物或光疗等)。若调整治疗方案后仍旧疗效不满意者可考虑换用其他生物制剂。

近年来,随着更强效的生物制剂的不断出现,针对银屑病皮肤损害的治疗目标也随之提高,越来越多的国际指南(如 2017 英国皮肤科医师协会(British Association of Dermatologists,BAD)指南、2017 意大利指南:中重度斑块状银屑病的系统治疗和 2019 法国指南:成人中重度银屑病的系统治疗等)建议将皮损清除(PASI-100)或基本清除(PASI-90)作为中重度斑块状银屑病治疗的新目标。基于此更新,用于评判生物制剂有效或无效的标准亦或被重新定义。

(2) 其他指标:虽然 PASI 在中重度斑块状银屑病的疗效评估中具有最高的权威性,但单一指标评估在实际应用中具有局限性。据《2017 英国 BAD 指南》建议,在给予生物制剂治疗斑块状银屑病时应评估 PASI、DLQI、PGA 等指标(若 PASI 在实际操作中不便于获取,可选用 BSA 替代)。据 2019 法国指南推荐,斑块状银屑病在治疗过程中除了应评估 PASI 和 DLQI 外,还应评估患者满意度和特殊部位(包括头面部、掌跖部、甲、生殖器)治疗反应。

(3) 治疗目标的评估时机:对于不同的生物制剂,评判有效或无效的时机不尽相同。据《2019 美国 AAD-NPF 生物制剂治疗银屑病指南》推荐,对不同生物制剂进行首次治疗目标评估的时点建议如下:TNF-α 抑制剂中的英夫利西单抗应在连续治疗 8~10 wk 后进行,IL-12/23 抑制剂、IL-17 抑制剂和 IL-23 抑制剂应在连续治疗 12 wk 后进行,其他大多数 TNF-α 抑制剂应在连续治疗 12~16 wk 后进行。

《2015 德国 S3 指南》建议:对于快速起效的药物(如 CsA、英夫利西单抗),治疗目标的首次评估时点应定在诱导治疗结束后至治疗开始后 16 wk 之间;对于起效较慢的药物(如 MTX、富马酸酯、依那西普等),治疗目标的首次评估时点应定在治疗开始后 24 wk;在维持治疗期间,对治疗目标的评估应根据安全监测(通常每 8 周 1 次)进行。

2. 关节病型银屑病(银屑病性关节炎) 对于关节病型银屑病的关节炎疗效评估,通常采用美国风湿病学会(American College of Rheumatology, ACR)用于 RA 临床研究疗效判定的标准,把关节症状改善 20% 及以上定义为有效(图 2-2),反之为无效。对于有效者,可以继续当前治疗方案;对于无效者,则需要考虑调整治疗方案(如联合免疫抑制剂等)或换用其他生物制剂。

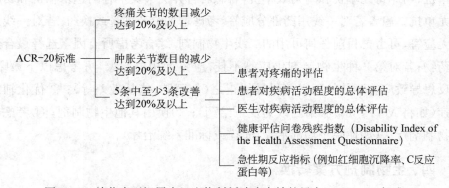

图 2-2 关节病型银屑病经生物制剂治疗有效的界定(ACR-20 标准)

二、原发性治疗失败和继发性治疗失败

1. 原发性治疗失败　　原发性治疗失败是指初始治疗无效,即未达到最低应答标准。需要注意的是,判定某种生物制剂"初始治疗无效"应在连续使用推荐方案(包括剂量和给药间隔)治疗足够长的一段时间(如英夫利西单抗至少8～10 wk,IL-12/23抑制剂、IL-17抑制剂和IL-23抑制剂至少12 wk,其他大多数TNF-α抑制剂至少12～16 wk)后进行;对于某些特殊案例(如疾病严重、顽固或患者体质特殊、超重等),应在增加给药剂量和缩短给药间隔后,再连续治疗足够长的一段时间后进行评判。

尽管一种TNF-α抑制剂出现原发性治疗失败并不代表其他TNF-α抑制剂对患者也无效,但它可能预示其他TNF-α抑制剂在该患者中的疗效会降低。同样的道理,一类生物制剂出现原发性治疗失败也不代表IL-12/23抑制剂(如乌司奴单抗)对患者无效。

2. 继发性治疗失败　　继发性治疗失败是指初始应答,但远期出现疗效降低。所有被批准用于银屑病治疗的生物制剂均可出现继发性治疗失败,而可能的原因之一是ADA的产生。有研究指出,生物制剂联合免疫抑制剂(如MTX)治疗RA,可以降低ADA的发生率,延长生物制剂的生存期,但相关文献报道较少且缺乏随机对照试验(randomized controlled trial,RCT)证据支持。

三、疗效不佳的应对策略

根据《2017英国BAD指南》建议,银屑病生物制剂治疗一线用药推荐阿达木单抗、司库奇尤单抗和乌司奴单抗,若患者合并关节炎推荐阿达木单抗和司库奇尤单抗。患者若对一线用药部分应答,考虑增加给药剂量或换药;若对一线用药无应答,可考虑目前任何可用的二线生物制剂,综合考虑所有因素选择最合适的药物;若对第2种生物制剂仍应答不佳,应咨询相关专家,可考虑以下策略:①反思导致应答不佳的因素并尽量纠正之(如肥胖、依从性差等);②优化辅助治疗(如将MTX从口服给药改为皮下给药);③换用其他生物制剂;④考虑非生物制剂疗法(如住院予局部治疗、光疗或标准系统治疗)。

四、生物制剂方案转换

若生物制剂疗效不佳,可以对患者进行治疗方案转换(包括换用其他生物制

剂)以期提高有效性、安全性和耐受性。必须强调的是,并非每种治疗方案转换都能提高疗效,并且由于目前尚无足够数据来给出更具体的推荐,因此,有关在不同治疗方案转换中如何确定间隔时间的问题仍缺乏有效的循证医学证据。这可能取决于拟停用的治疗药物、疾病严重程度、既往治疗反应以及专家的意见,应在此基础上综合考虑,对患者进行个体化评估。

1. **方案转换的时机** 据《2017 英国 BAD 指南》推荐,出现以下任意一种情况者,可考虑换用另一种疗法或生物制剂:①未达到最低应答标准(原发性治疗失败);②初始应答,但之后失去应答(继发性治疗失败);③当前生物治疗难以耐受或存在禁忌。

2. **方案转换的间隔** 关于换药间隔时间的问题,《2017 英国 BAD 指南》建议在拟停用生物制剂的末次治疗与新药的首次计划治疗之间设置一个时长为 1 个月或 1 个治疗周期(以较长者为准)的洗脱期;而《2019 美国 AAD/NPF 指南》则指出,目前仍缺乏关于换药间隔时间的循证医学证据,可基于当前拟停用的药物、疾病严重程度、既往治疗反应与专家意见等进行评估,作出以下 2 种选择:①在患者可以接受下一次治疗时立即换用新的生物制剂;②等待过渡时间为拟停用药物的 3～4 个半衰期。

第五节 不 良 反 应

一、不良反应

生物制剂与传统药物一样存在不良反应。

1. **常见不良反应**

(1) 注射部位反应:包括疼痛、肿胀、出血、淤血、瘙痒、红斑等。

(2) 输液反应:英夫利西单抗为静脉滴注(intravenous,IV)使用,因而有可能出现呼吸困难、面色潮红、头痛、皮疹等输液反应。

(3) 过敏反应:喉头水肿、咽水肿、严重支气管痉挛、过敏性休克等。

(4) 感染:包括上呼吸道感染、支气管炎、鼻窦炎、咽炎、鼻咽炎、膀胱炎、皮肤黏膜感染等,严重者还可能出现肺炎、蜂窝织炎、脓毒血症等。

2. **较少见的不良反应**

(1) 再次给药后的迟发性过敏/迟发性反应:如肌痛和(或)关节痛伴有发热

和(或)皮疹。

（2）加重炎症性肠病（IL-17抑制剂）。

（3）ANA/抗双链脱氧核糖核酸（anti-dsDNA）抗体转阳。

（4）加重充血性心力衰竭。

（5）血液系统损害：白细胞计数减少、贫血、血小板计数下降、再生障碍性贫血等。

（6）血脂升高。

（7）转氨酶升高。

（8）潜伏性结核活动。

3. 其他罕见的不良反应

（1）肿瘤的发生。

（2）狼疮样综合征（lupus-like syndrome，LLS）。

（3）脊髓脱髓鞘病变（如多发性硬化症）。

二、患者教育

患者教育可影响患者的满意度和治疗依从性。无论疾病严重程度高或低，都应提供足够的患者教育。可通过口述、小册子和可靠的互联网资料等方式进行患者教育。患者应了解生物制剂的疗效、不良反应、潜在不良事件、随访时点、用药监测项目和用药注意事项，并与医生讨论治疗过程中所出现的问题。尽管生物制剂具有良好的有效性和安全性，药物警戒仍至关重要。医生在潜在不良事件的预防和监测中起重要作用。在随访中重复关键信息可以增强患者的知识水平。

第六节　停药时机和再次用药

银屑病是一种慢性复发性疾病，无根治法。生物制剂治疗银屑病有诱导治疗和维持治疗2个阶段。若考虑到经济原因，在患者疗效达标并保持6个月以上时可考虑停药。专家们普遍认为，长期维持治疗对患者生活质量的改善优于间断治疗，特别是对于那些重症、顽固和发作频繁的病例（如，伴有关节损害、对患者生活质量影响严重者），应尽可能长期维持治疗。

一、停药时机

停用生物制剂的情况包括以下几种：①出现严重药物相关不良反应，如某些严重感染（包括活动性结核、HBV 再激活等）、心力衰竭、肿瘤、脱髓鞘综合征、狼疮样综合征等；②治疗失败（参见"疗效评估"章节）；③达到临床缓解后；④特殊情况如接种活疫苗、手术、感染等（参见相关章节）。

生物制剂治疗过程中一旦出现严重不良反应，应立即停药。在使用推荐剂量的生物制剂连续治疗一段时间（如英夫利西单抗 8～10 wk，IL-12/23 抑制剂、IL-17 抑制剂和 IL-23 抑制剂 12 wk，其他大多数 TNF-α 抑制剂 12～16 wk）后，若疗效评估显示无效，可考虑增加药物剂量或缩短用药间隔；若在此基础上再连续治疗一段时间后仍无效，可认为治疗失败，应停用当前生物制剂，换用其他（同类或不同类的）生物制剂。达到临床缓解后停药及特殊情况的停药细节较多，现分述如下。

1. **达到临床缓解后的停药**　建议在生物制剂疗效达标并保持至少 6 个月后开始优化治疗。优化治疗可通过减少剂量（减少 20%～50%）或延长用药间隔来实现。优化过程中一旦疾病复发，应重新调整药物剂量和（或）给药间隔，以期再次达到治疗目标；用药量应根据复发的严重程度及性质进行个体化治疗：轻度者可返回到复发前的剂量，严重者则应返回到药品说明书推荐的剂量。

达到临床缓解后停用生物制剂的指征：①患者接受最小优化剂量；②最近一次减少剂量后，患者仍在治疗目标且持续 6～12 个月；③开始优化治疗后，未出现重要的影像学进展证据和（或）提示疾病活动的证据。

2. **特殊情况的停药**

(1) 接种活疫苗：《2019 美国 AAD 指南》建议，所有生物制剂治疗期间可以给予灭活疫苗，但接种活疫苗前后应该停用所有生物制剂。《2017 英国 BAD 指南》建议，在给予活疫苗之前停止生物制剂至少 6 个月（带状疱疹疫苗前应停止 12 个月），接种活疫苗后 4 wk 方可开始生物制剂治疗。

根据药品说明书，对于正在接受 TNF-α 抑制剂治疗的患者，接种活疫苗前停用生物制剂 4～5 个半衰期；对于正在接受乌司奴单抗治疗的患者，在接种活疫苗前需停用乌司奴单抗至少 15 wk，且在接种后至少 2 wk 方可继续该药治疗；对于正在接受 IL-17 抑制剂的患者，治疗期间禁用活疫苗（未说明停药时间）。

（2）手术：低风险手术前无须停用生物制剂；中/高风险手术前（或既往有愈合障碍或伤口感染史）需与外科医生讨论个体风险因素及合并症，如有必要，非急诊手术可在术前停用生物制剂 3～5 个半衰期（急诊手术应立即停药手术）。术后若无并发症，可于术后 1～2 周重新开始治疗（表 2-3）。

表 2-3　手术分类与定义

分类	定义	举例
低风险手术	不进入呼吸/胃肠/泌尿生殖道的清洁手术	内镜手术（呼吸/胃肠/泌尿生殖道） 皮肤科手术 乳房活检/切除术 眼科手术 骨科手术/关节置换
中风险手术	无污染情况下进入呼吸/胃肠/泌尿生殖道的外科手术	泌尿外科手术 胸腹部手术 头颈部手术
高风险手术	无菌情况严重中断，如胃肠道溢出、活动性感染或组织失活等	急诊手术 复杂的胸腹部或泌尿生殖道手术 感染区域的外科手术

1) Menter A, Strober BE, Kaplan DH, et al. Joint AAD-NPF guidelines of care for the management and treatment of psoriasis with biologics[J]. J Am Acad Dermatol，2019,80(4):1029-1072.
2) Poelman SM, Keeling CP, Metelitsa AI. Practical guidelines for managing patients with psoriasis on biologics：An Update [J]. J Cutan Med Surg，2019,23(1_suppl):3S-12S.
3) Amatore F, Villani AP, Tauber M, et al. French guidelines on the use of systemic treatments for moderate-to-severe psoriasis in adults [J]. Ann Dermatol Venereol，2019,33(3):464-483.

（3）感染：最常见的感染是蜂窝织炎和肺炎。若感染严重需要住院或静脉滴注抗生素治疗，或严重发热、寒战，或中度感染需要口服抗生素治疗，应停用生物制剂。待感染症状或体征完全消除、完成抗生素疗程后，可重启治疗。

二、治疗中断后再次用药

生物制剂停药后若疾病复发（与停药时 PASI 较基线的缓解程度相比，若停药后 PASI 较基线的缓解程度下降≥50% 即为复发），可酌情给予外用药物或紫外线光疗，病情需要时可重启生物治疗。是否要重复初始负荷剂量，取决于疾病的严重程度和患者中断治疗后缺失的总剂量。患者出现病情复发和（或）缺失剂量超过 3～4 个药物半衰期需重复初始剂量。中断治疗后再次治疗可能会导致小部分患者不能达到原有的治疗效果。

第七节　疫　苗　接　种

由于生物制剂可能会削弱机体对疫苗接种的免疫应答,因此,对于接受生物制剂治疗的患者应根据患者个体情况慎重考虑疫苗接种的问题,必要时可咨询专业人士(如疾病预防和控制中心的免疫规划专家等)。对于诸如麻疹-腮腺炎-风疹(measles, mumps and rubella, MMR)疫苗、水痘疫苗、带状疱疹疫苗和鼻内给药流感疫苗之类的活疫苗(live vaccines),建议在生物制剂治疗前 1 个月内及治疗期间禁用。而对于生物学灭活疫苗(inactive vaccines)或重组疫苗(recombinant vaccines),它们在生物制剂治疗患者中的接种问题目前仍缺乏具有科学基础的标准化推荐建议:非活疫苗(non-live vaccine)可能诱导足够强的免疫应答,但与活疫苗相比,其抗体滴度可能达不到最佳水平,而且,如果接种发生在生物制剂治疗期间,其抗体滴度的下降速度可能会比在非生物制剂治疗期间接种的快。表 2-4 为美国银屑病基金会推荐的疫苗接种建议。

表 2-4　美国银屑病基金会推荐的疫苗接种

疫苗	治疗前	治疗期间
活疫苗(MMR 联合减毒活疫苗、水痘减毒活疫苗、带状疱疹减毒活疫苗、鼻内给药流感疫苗、口服伤寒疫苗、黄热病疫苗、口服脊髓灰质炎减毒活疫苗、天花疫苗、卡介苗、轮状病毒疫苗)	治疗前 1 个月内禁用	禁用
流感	接种灭活疫苗或活疫苗	每年接种灭活疫苗
水痘	血清学阴性者接种	禁用
带状疱疹	治疗前:年龄≥50 周岁成年患者接种 1 剂	禁用
人乳头瘤病毒	年龄≤26 周岁的未接种男性/女性,接种	同"治疗前"
甲型肝炎	存在高风险因素者(如糖尿病、肝脏疾病、静脉吸毒者、男同性恋等)接种	同"治疗前";考虑接种后行血清学检查

续　表

疫苗	治疗前	治疗期间
乙型肝炎	血清学和风险因素评估；必要时提供接种	接种高剂量疫苗，考虑接种后行血清学检查
肺炎链球菌	接种23价肺炎链球菌多糖疫苗（PPSV23）	接种肺炎链球菌结合疫苗；若治疗前未接种PPSV23，在肺炎链球菌结合疫苗后接种
b型流感嗜血杆菌	未接种者接种	同"治疗前"
MMR	任何组分阴性或血清学阴性者接种	禁用
白破/白百破（Td/TDaP）	每10年/出现高风险伤口时用1剂Td加强；治疗前提供接种，用1剂TDaP替代1剂Td加强	同"治疗前"
脑膜炎奈瑟菌	评估风险因素：存在高风险因素者（如无脾、补体缺乏、群居等）接种	同"治疗前"
脊髓灰质炎	评估风险因素：存在高风险因素者（如医护人员、实验室工作人员等）接种	同"治疗前"

1) Lebwohl M. Psoriasis [J]. Lancet, 2003,361(9364):1197 - 1204.
2) Lebwohl M, Bagel J, Gelfand JM, et al. From the Medical Board of the National Psoriasis Foundation: monitoring and vaccinations in patients treated with biologics for psoriasis [J]. J Am Acad Dermatol, 2008,58(1):94 - 105.
3) Wine-Lee L, Keller SC, Wilck MB, et al. From the Medical Board of the National Psoriasis Foundation: vaccination in adult patients on systemic therapy for psoriasis [J]. J Am Acad Dermatol, 2013,69(6):1003 - 1013.

在开始生物制剂治疗之前，最好按照现有的免疫指南中的推荐意见完成所有适龄的免疫接种。通常情况下，抗体在初次免疫接种后的2 wk内即可产生，但滴度达到峰值可能需要6 wk以上的时间（即达峰时间＞6 wk）。

对于正在接受TNF-α抑制剂治疗的患者，为了使其免疫系统在接种活疫苗前返回到基线水平，建议在接种前停药至少4～5个半衰期时间（依那西普、英夫利西和阿达木单抗的半衰期分别为3.5 d、10 d和14 d）。

根据中国药品说明书，对于正在接受乌司奴单抗治疗的患者，不应接种任何种类的活疫苗；若患者确有需要接种活疫苗，应在接种前停用乌司奴单抗至少15 wk，且在接种后至少2 wk方可继续该药治疗。由于多项研究和病例报告把乌司奴单抗与带状疱疹的病程及严重度关联在一起,因此,在开始乌司奴单抗治疗前应考虑接种带状疱疹疫苗。Brodmerkel等发现,长期接受乌司奴单抗治疗并不会削弱银屑病患者对T细胞依赖性/非依赖性疫苗的免疫应答。接种灭活疫苗是安全的,但不能确定其是否能在乌司奴单抗治疗期间给予患者免疫力。推荐接种肺炎链球菌疫苗和每年1次的流感灭活疫苗,并且可在乌司奴单抗治疗期间进行。

对于司库奇尤单抗,在治疗期间禁用活疫苗,允许接种非活疫苗,但也许不能够引起足够强度的、足以预防疾病的免疫应答。在一项开放标签、平行对照、随机单中心研究中,将50名健康受试者分为两组,一组给予司库奇尤单抗150 mg,1次用药(司库奇尤组,$n=25$),另一组不予用药(对照组,$n=25$),2 wk后对两组受试者均接种灭活的三价流感病毒亚单位疫苗(Agrippal)和C群脑膜炎奈瑟菌结合疫苗(Menjugate),接种后1个月检测患者体内由这两种疫苗诱导产生的抗体水平。结果发现,司库奇尤组和对照组均有20/25(80%)的受试者对Agrippal达到保护性抗体水平(≥4倍),组间差异为0%(90%CI,19%和19%);分别有19/25(76%)和18/25(72%)的受试者对Menjugate达到保护性抗体水平(≥4倍),组间差异为4%(90%CI,16%和24%)。这项研究通过评估保护性抗体的达标情况表明,司库奇尤对IL-17的阻断不会影响流感疫苗和脑膜炎奈瑟菌疫苗的接种效果。

对于依奇珠单抗,美国FDA批准的标签,接受依奇珠单抗治疗的患者禁用诸如MMR疫苗、水痘疫苗、带状疱疹疫苗和鼻内给药流感疫苗之类的活疫苗。这个标签似乎是基于缺乏在这种情况下使用活疫苗的安全性证据,而不是基于现有数据已提示存在风险。

一项评估流感疫苗和脑膜炎奈瑟菌疫苗接种对暴露于IL-17单抗(司库奇尤)的健康受试者的有效性研究表明,IL-17抑制剂不会影响这些疫苗接种的有效性。但尽管如此,对于接受司库奇尤单抗或依奇珠单抗治疗的患者,要明确疫苗接种对他们的有效性仍需要进一步的研究。

第八节 特殊人群用药

一、恶性肿瘤患者

鉴于生物制剂有导致恶性肿瘤进展的潜在可能,在恶性肿瘤人群中应谨慎使用生物制剂。对于近 5 年内有恶性肿瘤(非黑色素瘤皮肤癌除外)史者,应避免进行生物制剂治疗;若患者银屑病病情严重且对传统治疗存在禁忌或应答不充分,可考虑使用生物制剂,但需要与肿瘤科医生讨论,基于肿瘤的类型和分期、复发的风险以及疾病负担共同决策;侵袭性肿瘤是生物制剂治疗的禁忌。此外,对于合并有淋巴系统恶性肿瘤的患者也不建议使用生物制剂治疗。

若恶性肿瘤已缓解≥5 年,且明确无复发或转移,可在全面评估后谨慎使用生物制剂。无论何种情况,医生在用药前均应与患者充分沟通,获得知情同意。

二、妊娠期和哺乳期女性

1. **妊娠期女性**　TNF - α 抑制剂被认为对妊娠期女性安全,但新生儿产后至少 1~3 个月存在免疫抑制,并且因其可通过胎盘屏障,妊娠晚期使用风险更大。对于妊娠期使用 TNF - α 抑制剂的女性患者,其分娩的婴儿在出生后 6 个月内应避免接种活疫苗。有关 IL - 12/23 抑制剂和 IL - 17 抑制剂的妊娠期安全性仍有待进一步明确,但动物研究未显示其对妊娠、胚胎/胎儿发育、分娩或产出婴儿发育有损害作用。

虽然生物制剂属于妊娠 B 类药物,但仍不推荐将其作为妊娠期银屑病的一线用药,仅在银屑病突然加重、影响患者继续妊娠或可能造成严重后果(如对母体造成损伤甚至是危及母婴生命)、使用生物制剂可迅速缓解病情并改善预后时考虑使用。用药前应与患者及其家属充分沟通用药的风险和获益,获得患方的知情同意后方可使用。由于目前国内外仍缺乏足够的有关妊娠期应用生物制剂方面的大样本、长期随访的真实数据,因此,多个指南仍建议有生育能力的女性在使用生物制剂治疗期间进行有效避孕。

2. **避孕**　据多个指南和药品说明书推荐,建议有生育能力的女性在使用生物制剂治疗期间以及治疗结束后的一段时间(如依那西普至少 3 周、英夫利西单抗至少 6 个月、阿达木单抗至少 5 个月、乌司奴单抗至少 15 周、司库奇尤单抗至少 20 周、依奇珠单抗至少 10 周)内进行有效避孕。

3. **哺乳期女性**　目前,有关生物制剂对哺乳影响的研究数据极少。动物实验证实,依那西普和乌司奴单抗可经乳汁排泄。有报道称,依那西普经皮下注射后可从人的乳汁中分泌;另有个别报道显示,母乳中存在阿达木单抗,且婴儿中的剂量为母亲血清浓度的 0.1%～1%。由于许多药物和人免疫球蛋白可经乳汁分泌,因此,哺乳期[女性需作出以下 2 种选择:①在生物制剂治疗期间及治疗结束后一段时间(如英夫利西单抗至少 6 个月、阿达木单抗至少 5 个月、乌司奴单抗至少 15 周,依那西普、司库奇尤单抗和依奇珠单抗未作明确说明)内避免母乳喂养;②中断治疗直至哺乳结束。必须充分考虑哺乳对婴幼儿的益处及治疗对患者的益处,权衡利弊决定。

三、儿童

目前,国际上有关生物制剂治疗儿童银屑病的大规模临床数据仍然有限,我国尚无该类数据。已获美国 FDA 或欧洲 EMA 批准用于儿童银屑病治疗的生物制剂包括依那西普(FDA:4 周岁以上)、阿达木单抗(EMA:4 周岁以上)和乌司奴单抗(EMA:12 周岁以上)。英夫利西单抗和司库奇尤单抗虽未获儿童适应证标签,但已有相关个案报道。文献报道中使用生物制剂(依那西普)治疗的最小患儿仅 22 月龄。截至目前,尚无任何银屑病生物制剂获得我国 NMPA 儿童适应证标签。目前,我国银屑病患儿使用生物制剂主要参考国外 FDA 或 EMA 批准的适用证。

四、老年人

生物制剂治疗老年(年龄≥65 周岁)银屑病患者无须调整剂量。与较年轻的患者相比,老年患者接受生物制剂治疗时,在疗效和安全性方面未观察到总体性差异,不过老年患者人数较少,不足以确定他们的应答是否与较年轻的患者存在差异。总体而言,老年人群中感染发生率更高。与较年轻的患者相比,接受生物制剂治疗的老年患者更易出现严重感染,因此在老年患者中应特别谨慎使用该类药物。

第三章

依 那 西 普

第一节 简 介

以往重度银屑病的标准治疗手段常局限于 MTX、CsA、阿维 A、PUVA 和 NB-UVB 等，而今 TNF-α 抑制剂等多种生物制剂已被批准用于中重度银屑病的治疗。TNF-α 抑制剂是一种系统性的靶向治疗药物，具有给药方便、起效迅速、近期和远期药物相关毒性都较低的特点。

依那西普（Enbrel®）是获得美国 FDA 认证的用于治疗银屑病的首个 TNF-α 抑制剂（2004 年 4 月 30 日）。它的上市是中重度斑块状银屑病治疗的一个重大进步，提供了当时其他药物无法比拟的疗效和安全性，优于很多系统药物（如 MTX、CsA、阿维 A）和 PUVA。它对红皮病型和脓疱型银屑病也有效。目前，该药已获批的适应证包括儿童、青少年及成人（年龄≥4 周岁）中重度斑块状银屑病、RA、PsA、强直性脊柱炎（ankylosing spondylitis，AS）和幼儿及儿童（年龄≥2 周岁）多关节幼年特发性关节炎（polyarticular juvenile idiopathic arthritis，PJIA）的治疗。依那西普在我国的商品名为恩利®，经 NMPA 批准的适应证包括成人（年龄≥18 周岁）中重度活动性 RA 和重度活动性 AS，不包括银屑病或 PsA。我国依那西普生物类似物益赛普®的适应证包括中重度活动性 RA、活动性 AS 和成人（年龄≥18 周岁）中重度斑块状银屑病。

恩利®通过皮下（subcutaneous，SC）注射给药，推荐剂量如下：①成人：前 12 周 50 mg/次，每周 2 次（BIW），12 周以后给予 50 mg/次，每周 1 次（QW）的维持剂量；若患者体格较小，25 mg/周或 50 mg/周也有效。②儿童：有效剂量为 0.8 mg/kg（最高 50 mg），QW。益赛普®的推荐剂量为：成人 50 mg QW 或 25 mg BIW；儿童 0.8 mg/(kg·wk)（最高 50 mg/wk），分 1～2 次 SC 给药。

恩利®有冻干粉针剂、预充式手动注射器和自动注射笔 3 种包装。冻干粉针剂推荐由医护人员注射,预充式注射器/笔在患者经适当培训并通过皮肤科医师认定后可自行注射。益赛普®为白色冻干粉针剂,注射前用 1 ml 注射用水溶解,溶解后密闭环境可于 2~8℃冷藏 72 h。

推荐的注射部位包括腹部(脐周 5 cm 以外范围)、大腿中段前侧和上臂外侧。注射部位应每次轮换,注射时应避开淤青、疼痛皮肤区域及皮损处。

依那西普的半衰期约为 3.5 d,单次给药在 48~60 h 内达到浓度峰值,生物利用度为 58%,肝肾功能受损时其代谢不会减低,与 MTX、华法林或地高辛合并使用时无须调整剂量。该药半衰期在所有 TNF - α 抑制剂中最短,因而其不良事件的发生也较同类其他药物少,具有潜在优势。

第二节 作用机制

依那西普是一种可溶性人二聚体融合蛋白,其二聚体结构由人 TNF 受体 2〔TNF receptor 2(TNFR2),又称 p75 受体〕的胞外配体结合部位与 IgG1 的 Fc 片段通过 3 个二硫键连接组成(图 3 - 1)。依那西普是 p75 受体的可溶性形式,其二聚体结构结合 TNF 的亲和力比天然 TNF 受体高 50~1 000 倍,通过竞争性结合 TNF,阻断其与细胞表面 TNF 受体结合,进而抑制 TNF - α 并在某种程度上抑制 TNF - β,阻止炎症级联反应。此外,依那西普还能结合多种淋巴毒素(lymphotoxin,LT)如 LTα3、LTα1β2、LTα2β1 等,降低患者外周血中 IL - 23、IL - 17、IL - 22 等重要炎症因子的水平,从而达到减轻炎症、改善疾病症状和体征的目的。

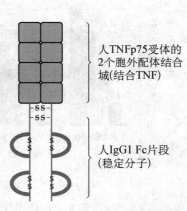

人TNFp75受体的 2个胞外配体结合域(结合TNF)

人IgG1 Fc片段 (稳定分子)

图 3 - 1 依那西普的结构

第三节 疗 效

依那西普治疗显著改善银屑病皮损情况。患者在接受推荐的减量方案(即依那西普剂量由 50 mg BIW 减至 50 mg/wk)治疗 12 wk 后可能会出现一些疗效丧失。虽然依那西普停药后一般不会出现疾病反弹,但不间断的治疗可以更好地维持清除率。长期使用依那西普治疗可能会失去疗效,这可能与患者产生针对依那西普的 ADA 或依从性变差有关。

一、关键性临床试验

1. 依那西普治疗银屑病的美国关键性试验 一项由 Leonardi 等在美国 47个临床试验中心开展的为期 24 周的Ⅲ期、双盲、对照研究评估了依那西普单药治疗银屑病的疗效(表 3 - 1,图 3 - 2)。研究的主要终点是第 12 周时达到PASI - 75 的患者比例。研究纳入 652 名银屑病患者,平均病程为 18.7 年,平均BSA 为 28.7%,平均基线 PASI 为 18.4。

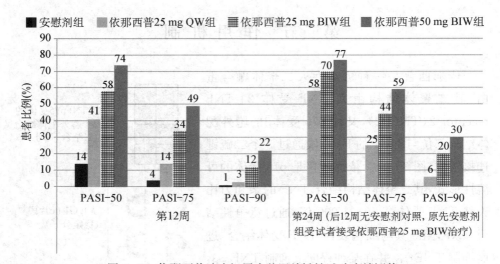

图 3 - 2 依那西普治疗银屑病美国关键性试验疗效评估

受试者被随机分配到安慰剂组或依那西普低剂量组(25 mg QW)、中等剂量组(25 mg BIW)、高剂量组(50 mg BIW)治疗 12 wk 和 24 wk 后的疗效分析结果。以达到特定 PASI 改善标准(PASI - 50/75/90)的患者百分比作为疗效的定义

在该研究的前 12 wk,患者随机接受安慰剂、低剂量依那西普(25 mg QW)、中等剂量依那西普(25 mg BIW)或高剂量依那西普(50 mg BIW)治疗以评估其剂量依赖性反应。第 12 周时安慰剂组开始接受中等剂量依那西普治疗。

第 12 周时,安慰剂组、低剂量组、中等剂量组和高剂量组达到 PASI - 75 的患者分别为 4%、14%、34% 和 49%($P < 0.05$)。第 4 周时,高剂量组的疗效即与安慰剂组有统计学显著性差异;第 8 周时,中等剂量组的疗效与安慰剂组有统

计学显著性差异。第12周时,4组患者较基线PASI改善的平均百分比分别为14.0%、40.9%、52.6%和64.2%。

第24周时,低剂量组、中等剂量组和高剂量组达到PASI-75的患者分别为25%、44%和59%(该研究的后12周没有安慰剂对照)。在最初的安慰剂组中,33%的患者在第12周开始中等剂量依那西普治疗后达到PASI-75,这与第12周时中等剂量组的数据(34%)一致。

这项关键性试验表明,在治疗12 wk后,依那西普疗效的剂量依赖性显著增加,连续治疗后银屑病皮损持续改善。该研究的延伸研究旨在确定依那西普是否可采用间断治疗的方案进行,可通过观察停用依那西普后患者维持疗效的时长,以及一旦疾病复发,重新开始依那西普治疗是否依然有效等指标来进行评估。对初始研究中在第24周时达到PASI-50的患者停用依那西普治疗,直到他们出现疾病复发(与第24周时PASI改善百分比相比,数值减少≥50%),然后重新开始依那西普初始随机剂量(25 mg BIW或50 mg BIW或25 mg QW)治疗。患者平均在停用依那西普3个月后复发。再次接受该药治疗12 wk,所获得的疗效数据与最初的12 wk相似。这项研究表明再次用依那西普治疗银屑病疗效显著且耐受性好。

2. 依那西普治疗银屑病的全球关键性试验 一项在美国、加拿大和西欧50个临床试验中心开展的为期24 wk的全球Ⅲ期随机对照试验进一步研究了依那西普剂量减少后的疗效(图3-3)。该研究的主要终点是在第12周时达到PASI-75的患者比例,次要终点是在第12周时达到PASI-50和PASI-90的患者比例以及较基线PASI改善的百分比。研究纳入583名银屑病患者,平均病程为19年,平均BSA为23%,平均基线PASI为16.4。在该研究的前12 wk,受试者被随机分配到安慰剂组、依那西普25 mg BIW组或依那西普50 mg BIW组。在后12 wk,所有受试者均接受依那西普25 mg BIW治疗。

第12周时,依那西普50 mg BIW组和依那西普25 mg BIW组达到PASI-75的患者分别为49%和34%,疗效显著高于安慰剂组(3%)($P<0.0001$)。进一步对PASI、BSA、年龄、性别、种族和之前是否接受过系统治疗或光疗等基线协变量进行亚组分析,结果显示这些因素对疗效没有显著影响。依那西普50 mg BIW组(10%)和安慰剂组(2%)的PASI-75应答在第4周即有统计学显著性差异,而依那西普25 mg BIW组(20%)和安慰剂组(3%)的PASI-75应答在第8周有统计学显著性差异。第12周时,3组患者较基线PASI改善的平

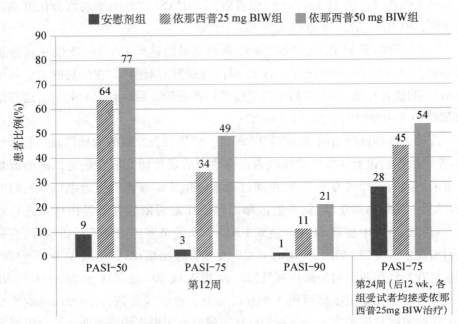

图 3-3　依那西普治疗银屑病全球关键性试验疗效评估

前 12 周,受试者被随机分配到安慰剂组、依那西普 25 mg BIW 组或 50 mg BIW 组接受治疗。后 12 wk,所有受试者均接受依那西普 25 mg BIW 治疗。以达到特定 PASI 改善标准(PASI-50/75/90)的患者百分比作为疗效的定义。

均百分比分别为 68%、57% 和 0.2%。

第 24 周时,依那西普 50 mg BIW 组、依那西普 25 mg BIW 组和安慰剂组患者在统一接受 25 mg BIW 治疗 12 周后达到 PASI-75 的患者分别为 54%、45% 和 38%。值得注意的是,在第 12 周未达到 PASI-75 的 88 例患者中,有 28 例(32%)患者在第 24 周达到了这一目标。

这项关键性试验证明了依那西普治疗银屑病有效且疗效呈剂量依赖性,结果在统计学和临床上具有显著性差异。这项研究也是第 1 次系统性地检验依那西普在剂量减少后的疗效维持情况,结果发现大多数患者能够维持 PASI-75。这项研究的结果与 Leonardi 等的研究结果类似。

3. **益赛普®治疗银屑病的中国关键性试验**　一项由黄琼等在中国 4 个研究中心开展的多中心、随机、双盲、平行对照临床研究评估了益赛普®治疗中重度斑块状银屑病的疗效。该研究共纳入 144 例银屑病患者,年龄 18～65 周岁,病程至少 6 个月,BSA≥10%,PASI≥10,受试者被随机分配到试验组(益赛普® 25 mg

BIW 皮下注射＋空白模拟 MTX 7.5 mg/wk)和对照组(MTX 7.5 mg/wk 口服＋空白模拟益赛普® 25 mg BIW 皮下注射)治疗 12 周。疗效评价采用 PASI、PGA、DLQI 及患者对病情整体评分,疗效分析通过 PASI－50/75/90 评分进行。结果显示,从第 4 周开始,试验组达到 PASI－75 的患者百分比为 19.44%,疗效明显优于对照组(4.17%)($P<0.01$)。到第 12 周时,试验组达到 PASI－50/75/90 的患者比例分别为 86.11%、76.39% 和 52.78%,疗效显著优于对照组(63.89%、44.44% 和 22.22%)($P<0.01$)。

二、在儿童和老年患者中的疗效

依那西普对中重度银屑病患儿有效。在一项为期 48 wk 的研究中,试验组银屑病患儿接受依那西普 0.8 mg/kg/wk 治疗,第 12 周时达到 PASI－75 的患儿百分比为 57%,而此时安慰剂对照组的仅为 11%。第 12～36 周,所有患儿开放标签接受依那西普治疗,36 wk 后原先的试验组和对照组的 PASI－75 应答率分别为 68% 和 65%。第 36～48 周,患儿被再次随机分配到依那西普或安慰剂治疗组以研究停药反应。结果显示,42% 的安慰剂组患儿在停用依那西普治疗后失去了足够的疗效,但他们在再次接受依那西普治疗 4～8 wk 后又达到了与初始依那西普组相似的反应率。在该项研究之后,研究者又进行了为期 5 年的开放标签性延伸研究,结果显示患儿的 PASI－75 和 PASI－90 持续应答率分别为 60%～70% 和 30%～40%。

依那西普对年龄≥65 周岁的银屑病患者也有效。在开始依那西普治疗的第 12 周、第 24 周和第 156 周,患者的 PASI－75 应答率分别为 54.1%、78.7% 和 83.6%。

第四节　安　全　性

依那西普的一般安全性问题包括感染(细菌、病毒和真菌)、神经系统疾病[多发性硬化症(multiple sclerosis,MS)]、心脏病、药物诱导的狼疮样综合征(lupus-like syndromes,LLS)、淋巴瘤(其风险可能与存在免疫疾病更相关,而不是受药物直接影响)、黑色素瘤和非黑色素瘤皮肤癌(nonmelanoma skin cancer,NMSC)以及血液系统疾病等。依那西普属于妊娠 B 类药物,若能谨慎使用,对孕妇是安全的。依那西普最常见的不良反应是注射部位皮肤反应,发生

表 3－1 依那西普关键性试验安全性数据

AEs	美国关键性试验 第 12 周 安慰剂组 (n=166)	美国关键性试验 第 12 周 25 mg QW 组 (n=160)	美国关键性试验 第 12 周 25 mg BIW 组 (n=162)	美国关键性试验 第 12 周 50 mg BIW 组 (n=164)	美国关键性试验 第 24 周 25 mg QW 组 (n=160)	美国关键性试验 第 24 周 25 mg BIW 组 (n=162)	美国关键性试验 第 24 周 50 mg BIW 组 (n=164)	全球关键性试验 第 12 周 安慰剂组 (n=193)	全球关键性试验 第 12 周 25 mg BIW 组 (n=196)	全球关键性试验 第 12 周 50 mg BIW 组 (n=194)	全球关键性试验 第 24 周 安慰剂组 (n=177)	全球关键性试验 第 24 周 25 mg BIW 组 (n=190)	全球关键性试验 第 24 周 50 mg BIW 组 (n=190)
注射部位反应	12(7)*	17(11)	28(17)	22(13)	22(14)	33(20)	26(16)	11(6)	26(13)	35(18)	18(10)	9(5)	7(4)
头痛	11(7)	5(3)	19(12)	11(7)	8(5)	20(12)	14(9)	15(8)	23(12)	21(11)	6(3)	9(5)	11(6)
上呼吸道感染	19(11)	16(10)	15(9)	9(5)	22(14)	23(14)	20(12)	25(13)	26(13)	25(13)	29(16)	30(16)	24(13)
意外伤害	7(4)	6(4)	5(3)	7(4)	11(7)	11(7)	11(7)	12(6)	8(4)	13(7)	11(6)	7(4)	9(5)
流感样综合征	—	—	—	—	—	—	—	3(2)	9(5)	8(4)	3(2)	11(6)	5(3)
鼻窦炎	1(1)	0	0	0	9(6)	10(6)	8(5)	—	—	—	—	—	—
肌痛	4(2)	3(2)	6(4)	3(2)	8(5)	12(7)	7(4)	—	—	—	—	—	—
恶心	2(1)	5(3)	4(2)	3(2)	8(5)	5(3)	5(3)	—	—	—	—	—	—
皮疹	4(2)	4(3)	4(2)	5(3)	4(2)	6(4)	10(6)	—	—	—	—	—	—
虚弱	5(3)	7(4)	6(4)	3(2)	9(6)	12(7)	5(3)	—	—	—	—	—	—

1) Leonardi CL, Powers JL, Matheson RT, et al. Etanercept as monotherapy in patients with psoriasis[J]. N Engl J Med, 2003,349(21):2014－2022.
2) Papp KA, Tyring S, Lahfa M, et al. A global phase III randomized controlled trial of etanercept in psoriasis: safety, efficacy, and effect of dose reduction [J]. Br J Dermatol, 2005,152(6):1304－1312.
*：患者数(%)

率高达 37%,包括红斑、瘙痒、出血、疼痛和(或)肿胀,一般为轻度至中度,无须停药。对乳胶敏感的患者在用药时应小心,因为预充式注射器的针头盖含有乳胶。

一、来自临床试验的安全性数据

美国关键性试验的安全性分析显示,依那西普耐受良好,所有治疗剂量组的不良事件和感染发生率相似,未出现结核或机会性感染病例;27 例患者因 AEs 退出,16 例患者因无效退出。全球关键性试验的安全性分析发现,第 24 周时不同治疗组的 AEs 和感染发生率相似;2 例患者因感染退出,9 例患者因 AEs 退出(其中 5 例被认为与药物相关)(表 3-1)。

益赛普 ® 中国关键性试验的安全性分析显示,第 12 周时试验组和对照组的 AEs 和感染发生率相似,未出现结核或机会性感染病例;试验组和对照组分别有 6 例和 3 例患者因 AEs 退出。

在儿童人群中,Paller 等报道了 3 例严重不良事件(serious adverse events, SAEs),包括需要手术切除的卵巢囊肿、伴有脱水的胃肠炎以及需要停用依那西普的继发严重肺炎的哮喘患儿。在为期 5 年的开放标签延伸研究中,181 例患儿未发现新的安全性问题。在 264 周的随访中,89% 的患儿出现 1 种 AE,其中最常见的是上呼吸道感染(37.6%)、鼻咽炎(26%)和头痛(21.5%);7 例患儿出现 8 个 SAEs,但其中只有 1 种(蜂窝织炎)被认为与治疗相关(表 3-2)。

表 3-2 儿童安全性数据(事件数)

	48 周研究($n=315$)		5 年研究($n=181$)
	依那西普组 ($n=210$)	安慰剂组 ($n=105$)	
AEs 总数	914	144	161
上呼吸道感染	90	13	144
头痛	54	18	55
鼻咽炎	52	10	93
流感	23	3	28
链球菌性咽炎	22	1	36
咳嗽	20	2	26
呕吐	20	2	—

续 表

	48 周研究(n＝315)		5 年研究(n＝181)
	依那西普组 (n＝210)	安慰剂组 (n＝105)	
皮肤乳头状瘤	16	0	17
注射部位反应	62	5	16
SAEs(不包括感染)	3	3	8(包括感染) 蜂窝织炎(1) 传染性单核细胞增多症(1) 骨坏死(2) 甲状腺囊肿(1) 术后肠梗阻(1) 焦虑(1) 流产引起(1)
感染	378	58	2
−较重	4	0	
−严重	3	0	

1) Paller AS, Siegfried EC, Langley RG, et al. Etanercept treatment for children and adolescents with plaque psoriasis [J]. N Engl J Med, 2008,358(3):241−251.
2) Paller AS, Siegfried EC, Pariser DM, et al. Long-term safety and efficacy of etanercept in children and adolescents with plaque psoriasis [J]. J Am Acad Dermatol, 2016,74(2):280−287. e3.

Esposito 等报道了老年患者接受依那西普治疗的风险获益情况:共计 61 例患者入组,15 例退出,其中 2 例是因为 AEs:1 例为依那西普治疗后反复发作心动过速,1 例为胃癌。

二、OBSERVE‐5 监测登记数据

OBSERVE‐5(observational postmarketing safety surveillance registry of etanercept for the treatment of psoriasis-5)是美国 FDA 授权的一项负责观察依那西普上市后治疗银屑病的安全性的Ⅳ期临床监测和登记研究,共评估了来自 375 个研究中心的 2 510 名中重度银屑病患者 5 年内使用依那西普治疗的长期安全性和有效性(每 6 个月进行 1 次,持续 5 年),包括 SAEs、任何需要住院治疗的严重感染事件(serious infectious events，SIEs)和医学关注事件(events of medical interest，EMIs)。

SAEs 是指那些致命/危及生命的、需要住院的、导致残疾/功能丧失的、先

天性异常/出生缺陷或重大医疗危害的事件。EMIs 包括恶性肿瘤（如基底细胞癌和鳞状细胞癌）、结核、机会性感染、中枢神经系统脱髓鞘疾病、狼疮、冠状动脉疾病和银屑病加重。

在 2510 个患者中,418 个患者在研究期间报告了 SAEs（表 3-3）。最常见的非感染性 SAEs 是心肌梗死（0.7%）、冠状动脉疾病（0.6%）和骨关节炎（0.6%）。有 120 个患者报告了严重感染事件,最多的是肺炎（1.2%）和蜂窝织炎（0.9%）。有 604 个患者有 1 个或多个 EMI,其中 159 个被认为与依那西普有关。

将 OBSERVE-5 随访患者与 Truven 健康市场扫描（Health MarketScan）商业保险理赔和 MarketScan 医疗保险补充数据库中采用非生物口服药物如 MTX、CsA 治疗的患者进行比较（该数据库提供年龄和性别标准化的预期发病率或 AEs）,结果显示,在 OBSERVE-5 随访患者中所观察到的恶性肿瘤、淋巴瘤、NMSC 和需要住院治疗的感染率并不高于预期。

总而言之,这项长期安全性评估显示,依那西普治疗银屑病的 SAEs、SIEs 和 EMIs 发生率低,每年递增的事件在减少。因此,更多的依那西普暴露与这些事件的发生率增加无关（表 3-3）。

表 3-3　OBSERVE-5 安全性数据

SAEs($n=418$)	SIEs($n=120$)	EMIs($n=604$)
治疗期间出现	**治疗期间出现**	• 恶性肿瘤(122)
• 肺炎(30)	• 肺炎(30)	• NMSC(66)
• 蜂窝织炎(22)	• 蜂窝织炎(22)	• 冠状动脉疾病(49)
• 心肌梗死(17)	• 憩室炎(11)	• 银屑病加重(13)
• 冠状动脉疾病(14)	• 金葡菌感染(7)	• 中枢神经系统脱髓鞘疾病(3)
• 骨关节炎(14)	• 脓毒血症(5)	• 淋巴瘤(2)
• 憩室炎(11)	• 阑尾炎(4)	• 结核(2)
	• 支气管炎(4)	• 狼疮(1)
	• 带状疱疹(4)	• 机会性感染(1)
		• 球孢子菌病(0)
		• 组织胞浆菌病(0)
治疗相关	—	—
• 肺炎(8)		
• 蜂窝织炎(8)		

Kimball AB, Rothman KJ, Kricorian G, et al. OBSERVE-5: observational postmarketing safety surveillance registry of etanercept for the treatment of psoriasis final 5-year results [J]. J Am Acad Dermatol, 2015,72(1):115-122.

第五节　注意事项

在依那西普治疗过程中，皮肤科医生应对既往有结核、恶性肿瘤、脱髓鞘疾病和 CHF 病史的银屑病患者特别小心，因为 TNF‐α 同时也参与这类疾病的发病。

对依那西普中活性成分或其他任何成分过敏者，患有脓毒血症或存在脓毒血症风险者，存在全身或局部活动性感染（如活动性结核、HBN 感染活动）者，患有严重的未控制的心血管疾病、肝脏疾病、肺脏疾病、肾脏疾病、其他自身免疫性疾病、恶性肿瘤、HIV 感染的患者禁用依那西普。

由于临床试验显示接受依那西普治疗的患者可能存在加重 CHF 的倾向，故轻度心力衰竭患者慎用，中重度心力衰竭患者禁用。

在依那西普治疗期间，必须严密监测患者是否出现新感染、结核或乙型肝炎再激活和肿瘤等。一旦出现，应立即中断治疗直到上述病情得到控制。若患者在治疗期间出现血液系统异常、狼疮综合征症状且 dsDNA 抗体阳性，应立即停用。

一、感染

使用依那西普的患者发生严重感染（细菌、病毒、真菌和寄生虫）的风险升高，这在合并使用 MTX、糖皮质激素或其他免疫抑制剂的患者以及患有潜在易感疾病的患者中更为显著（他们发生严重感染的风险更高）。不推荐依那西普与阿巴西普或阿那白滞素（一种 IL‐1 受体拮抗剂）同时使用，因为 RA 患者在该方案下发生严重感染的风险增加。

对于需要抗生素治疗的患者，在感染控制前不再给药，对于有严重感染或机会性感染的患者应立即停药；对于存在全身或局部活动性感染的患者不应开始该药治疗；对于存在复发性/慢性感染的患者，在开始治疗前应讨论风险和益处。

二、结核

尽管与其他 TNF‐α 抑制剂相比，依那西普再激活潜伏性结核的风险较低，但在接受依那西普治疗的患者中已有结核再激活或新感染的报告。应根据结核危险因素对患者进行评估，并在治疗开始前和治疗期间对潜伏性结核进行筛查。对于接受依那西普治疗的患者,即便有卡介苗接种史,PPD 筛查出现直径≥5 mm 的硬结也被认为是阳性。

对于那些无法确认是否已完成足疗程抗结核治疗的既往有活动性或潜伏性结核病史的患者,应给予抗结核治疗。潜伏性结核患者在接受预防性抗结核治疗 1～2 个月后可以开始使用依那西普,虽然预防性治疗并不能保证结核不再复发。疑难病例应咨询结核专家。

三、机会性感染

机会性感染如曲霉病、芽生菌病、念珠菌病、组织胞浆菌病、军团菌病、李斯特菌病、球孢子菌病、隐球菌病和肺孢子菌感染等可能在接受依那西普治疗的患者中呈现播散性感染而非局限性感染。若有症状的患者曾在真菌病流行区域居住或旅行,在等待确诊报告前应考虑经验性抗真菌治疗。对于活动性组织胞浆菌感染者,其组织胞浆菌抗原和抗体的检测可能为阴性。

四、恶性肿瘤

虽然美国 FDA 在依那西普标签中阐明了使用 TNF - α 抑制剂治疗的患者需注意淋巴组织增生性恶性肿瘤、黑色素瘤和 NMSC 的发生,但 OBSERVE - 5 试验显示,使用依那西普的患者其恶性肿瘤的发生率并不比普通人群高。此外,应该承认的一点是,银屑病患者较正常人群罹患霍奇金淋巴瘤或皮肤 T 细胞淋巴瘤的固有风险更高。皮肤科医生应注意观察患者是否表现这些特定恶性肿瘤的症状和体征。

五、淋巴细胞增生性恶性肿瘤

在接受依那西普治疗的银屑病患者中所观察到的淋巴组织增生性恶性肿瘤的发生率与 MarketScan 数据库中接受非生物口服药物治疗的患者相似。基于上市后监测、流行病学和最终结果数据库,这一结果与预期一致(其发生率不随依那西普剂量/暴露的增加而增加)。然而,有报道显示,发生淋巴瘤的病例在停用 TNF - α 抑制剂如依那西普或英夫利西单抗后淋巴瘤痊愈。

六、非黑色素瘤皮肤癌

研究表明,接受依那西普治疗的银屑病患者 NMSC 发病率升高,这可能与患者在接受该药治疗前或治疗中暴露于高剂量 PUVA 和（或）使用 CsA、MTX 或免疫抑制剂治疗有关。此外，有报道提示黑色素瘤和 TNF-α 抑制剂治疗显著相关。因此，应对所有患者进行常规皮肤检查，特别是对有皮肤癌病史的患者要注意预防。

七、心力衰竭

虽然 TNF 在慢性心力衰竭（CHF）中的作用备受争议，但两项随机对照试验 RENAISSANCE/RECOVER（依那西普北美战略性随机试验研究细胞因子拮抗作用/研究依那西普在心室功能障碍试验中的细胞因子拮抗作用）和 ATTACH（抗 TNF-α 疗法治疗 CHF）提示，TNF-α 抑制剂与 CHF 预后的恶化呈剂量依赖性。对于那些在依那西普治疗期间新发 CHF 或已罹患 CHF 但出现症状恶化的患者应停用依那西普。已有关于既往无心血管疾病的患者罕见新发 CHF 的报道。对于被诊断为 3 级或 4 级 CHF 或射血分数＜50％的患者应避免使用依那西普，而对于被诊断为 1 级或 2 级 CHF 的患者应行超声心动图检查。

八、HBV 再激活

TNF 被认为可以促进 HBV 清除。若接受依那西普治疗的患者发生 HBV 再激活，应立即停药，并进行抗病毒治疗。

对于存在 HBV 再激活风险的患者，应在依那西普治疗期间和停止治疗后 6 个月内监测 HBV 感染的症状和体征，并检测肝功能、HBsAg、乙型肝炎 e 抗原（hepatitis B envelope antigen，HBeAg）和 HBV-DNA 拷贝数计数。目前，既没有关于对 HBV 携带者可否同时给予抗病毒治疗和依那西普治疗的确切信息，也没有关于 HBV 再激活被控制后可否重新开始依那西普治疗的确切信息。

九、神经系统事件

TNF-α 抑制剂与中枢神经系统脱髓鞘疾病（如 MS、视神经炎）和周围神经脱髓鞘疾病（如格林-巴利综合征）的新发或恶化有关。因此，对于本人或一级亲属有 MS 或其他脱髓鞘疾病病史的患者不应开始依那西普治疗。据报道，TNF-α 抑制剂引起的不良神经系统事件可以通过停止该类药物的治疗来解决。

十、血液系统事件

据报道,个别病例使用 TNF - α 抑制剂发生再生障碍性贫血、全血细胞减少、白细胞减少症和血小板减少症。患者若出现皮肤苍白、容易淤青、出血或持续发热等情况应立即就医。若患者有明显的血液学异常应停用依那西普。依那西普不应与阿那白滞素同时使用,因为既往有关于该类患者出现中性粒细胞减少症的报道。

十一、过敏反应

使用依那西普发生过敏反应或其他严重过敏反应的风险很小($<0.2\%$),若确有该类情况发生,应立即停用依那西普并给予对症治疗。

十二、自身免疫

最近的一项研究发现,26.7%接受依那西普治疗的患者产生了自身抗体。依那西普治疗会产生较少见的($<0.1\%$)可引起 LLS 或自身免疫性肝炎的自身抗体。若出现这种情况,应停用依那西普并对患者作进一步评估。TNF - α 抑制剂治疗开始后的自身抗体的出现可能是即将到来的治疗失败的标志。

十三、肉芽肿性多血管炎

对于肉芽肿性多血管炎患者不推荐使用依那西普,因为一项研究表明,该类疾病的标准治疗中加入依那西普可能与皮外恶性实体瘤的发生率升高有关。然而,这种风险不能归因于依那西普,因为与普通人群相比,安慰剂组和依那西普组患者发生恶性实体瘤的风险相似。此外,相比较于标准治疗方案,加用依那西普并不能改善该类患者的临床结果。

十四、重度酒精性肝炎

将依那西普用于中重度酒精性肝炎患者时应采取预防措施。一项纳入 48 例住院中重度酒精性肝炎患者的研究显示,接受依那西普治疗的患者在连续用药 6 个月后病死率明显高于安慰剂组。

第六节 小结和建议

依那西普是一种可溶性人二聚体融合蛋白,通过竞争性地结合和抑制 TNF-α 起效,可有效治疗中重度斑块状银屑病,且连续治疗有利于银屑病皮损的最佳清除。依那西普可用于儿童和老年人,属于妊娠 B 类药物,最常见的不良反应是注射部位反应和感染。与其他 TNF-α 抑制剂相比,依那西普具有较低发生严重感染(如结核)的风险,对于免疫抑制风险增加的患者可能是更好的选择。用药过程中应注意相关不良反应的监测(见第二章第三节)。

第四章

英夫利西单抗

第一节 简 介

英夫利西单抗(Infliximab,Remicade $^®$)是一种靶向 TNF-α 的人-鼠嵌合 IgG1 单克隆抗体。多个随机对照试验评估了英夫利西单抗在银屑病和 PsA 中的疗效及安全性。2006 年,美国 FDA 批准英夫利西单抗用于治疗成人(年龄≥18 周岁)慢性重度斑块状银屑病和 PsA。此后,英夫利西单抗还被批准用于治疗 RA、CD、UC 和 AS,并被超适应证用于中性粒细胞性皮病和大疱性皮病、结缔组织疾病(如皮肌炎、硬皮病)和化脓性汗腺炎的治疗。英夫利西单抗在我国的商品名为类克 $^®$,经 NMPA 批准的适应证包括成人(年龄≥18 周岁)慢性重度斑块状银屑病、RA、AS 和 CD。

英夫利西单抗治疗慢性重度斑块状银屑病和 PsA 的推荐剂量为 5 mg/kg,在第 0、2、6 周作为诱导治疗方案静脉内(intravenous,IV)滴注给药(需住院治疗),之后每 8 周 1 次(Q8W)给予相同剂量作为维持治疗方案。与不产生 ADA 的患者相比,产生中和抗体的患者其疗效维持较差,但抗体的形成并不是决定临床应答的必要因素。当患者对英夫利西单抗的临床应答减弱时,可通过增加给药频率或联合使用小剂量 MTX 以减少 ADA 的形成来维持临床疗效(表 4-1)。若患者在第 14 周后(即 4 次给药后)没有应答,不应继续该药治疗。

银屑病患者再次给药:与最初的诱导治疗相比,银屑病患者相隔 20 wk 后再次单次给药有效性降低,且轻中度输液反应的发生率增加。与 Q8W 的维持治疗相比,疾病复发后的反复诱导治疗会增加输液反应(包括严重输液反应)的发生率。因此,若维持治疗中断,不推荐再次启动诱导治疗,应按照维持治疗方案再次给药。

表 4-1 英夫利西单抗主要临床试验总结

临床研究	研究人群	剂量和给药时点	结果
SPIRIT （Ⅱ期， Gottlieb， 2004）	• n＝249 • 重度斑块状银屑病，病程 ≥ 6个月 • PASI≥12，BSA≥10％	• 英夫利西单抗 3 mg/kg组（n＝99） • 英夫利西单抗 5 mg/kg组（n＝99） • 安慰剂组（n＝51） • 第 0、2、6 周 • 第 26 周，对静态 PGA≥3 的患者额外给予 1剂治疗	**第 10 周 PASI‐75*：** • 3 mg/kg 组 72％ • 5 mg/kg 组 88％ • 安慰剂组 6％ **第 10 周 DLQI 改善（％）*：** • 3 mg/kg 组 84％ • 5 mg/kg 组 91％ • 安慰剂组 0％
EXPRESS （Ⅲ期， Reich， 2005）	• n＝387 • 中重度斑块状银屑病，病程 ≥ 6个月 • PASI≥12，BSA≥10％	• 英夫利西单抗 5 mg/kg组（n＝301） • 安慰剂组（n＝77） • 第 0、2、6 周，之后每 8周 1 次至第 46 周 • 第 24 周，安慰剂组交叉为英夫利西单抗组	**第 10 周 PASI‐75*：** • 英夫利西单抗组 80％ • 安慰剂组 3％ **第 24 周 PASI‐75*：** • 英夫利西单抗组 82％ • 安慰剂组 4％ **第 50 周 PASI‐75：** • 英夫利西单抗组 61％
EXPRESSⅡ （Ⅲ期， Menter， 2007）	• n＝835 • 中重度斑块状银屑病 • PASI≥12，BSA≥10％	• 英夫利西单抗 3 mg/kg组（n＝313） • 英夫利西单抗 5 mg/kg组（n＝314） • 安慰剂组（n＝208） • 第 14 周，英夫利西单抗组被随机分配至每 8 周1 次连续治疗组或按需间断治疗组 • 第 16 周，安慰剂组交叉为英夫利西单抗 5 mg/kg 组，给药时点为第16、18、22 周，之后每 8周 1 次	**第 10 周 PASI‐75*：** • 3 mg/kg 组 70％ • 5 mg/kg 组 76％ • 安慰剂组 2％ **第 50 周 PASI‐75：** • 3 mg/kg 连续治疗组44％ • 3 mg/kg 间断治疗组25％ • 5 mg/kg 连续治疗组55％ • 5 mg/kg 间断治疗组38％

续　表

临床研究	研究人群	剂量和给药时点	结果
IMPACT（Ⅲ期，Antoni 2008）	• $n＝104$ • PsA，病程 $\geqslant 6$ 个月 • 既往 1 种或多种 DMARD 药物治疗失败	• 英夫利西单抗 5 mg/kg 组（$n＝52$） • 安慰剂组（$n＝52$） • 第 0、2、6、14 周 • 第 50 周，安慰剂组交叉为英夫利西单抗组 • 长期延伸研究至第 98 周（$n＝69$）	**第 50 周英夫利西单抗组：** • ACR - 20 73% • ACR - 50 50% • ACR - 70 31% **第 98 周英夫利西单抗组：** • ACR - 20 62% • ACR - 50 45% • ACR - 70 35%

1) Gottlieb AB, Evans R, Li S, et al. Infliximab induction therapy for patients with severe plaque-type psoriasis: a randomized, double-blind, placebo-controlled trial [J]. J Am Acad Dermatol, 2004,51(4): 534 - 542.

2) Reich K, Nestle FO, Papp K, et al. Infliximab induction and maintenance therapy for moderate-to-severe psoriasis: a phase Ⅲ, multicentre, double-blind trial [J]. Lancet, 2005,366(9494):1367 - 1374.

3) Menter A, Feldman SR, Weinstein GD, et al. A randomized comparison of continuous *vs.* intermittent infliximab maintenance regimens over 1 year in the treatment of moderate-to-severe plaque psoriasis [J]. J Am Acad Dermatol, 2007,56(1):31. e1 - e15.

4) Antoni CE, Kavanaugh A, van der Heijde D, et al. Two-year efficacy and safety of infliximab treatment in patients with active psoriatic arthritis: findings of the Infliximab Multinational Psoriatic Arthritis Controlled Trial (IMPACT)[J]. J Rheumatol, 2008,35(5):869 - 876.

* :$P＜0.001$

第二节　作用机制

英夫利西单抗是一种人-鼠嵌合单克隆抗体，由人源性 IgG1 恒定区和小鼠源性可变区组成。它与分泌型 TNF - α［即可溶性 TNF - α（soluble TNF - α，sTNF - α）］和跨膜型 TNF - α（transmembrane TNF - α，tmTNF - α）均具有高度亲和性，可特异性结合，形成复合物，使 TNF - α 失去生物活性。英夫利西单抗通过与表达 TNF - α 的细胞系（如巨噬细胞和单核细胞）表面跨膜型 TNF - α 结合，引发补体依赖的细胞毒作用（complement-dependent cytotoxicity，CDC）和抗体依赖性细胞介导的细胞毒作用（antibody-dependent cell-mediated cytotoxicity，ADCC），进而杀伤 T 细胞，减轻银屑病中的炎症反应，阻抑疾病进展。

银屑病患者皮损和血浆中 TNF - α 表达的升高在该病的发病中起重要作

用。TNF－α可上调血管内皮生长因子（vascular endothelial growth factor，VEGF）表达、诱导角质形成细胞增殖、刺激淋巴细胞迁移和增加促炎性细胞因子的表达。英夫利西单抗通过与 TNF－α 结合，抑制银屑病发病中的关键环节，从而使角质形成细胞的分化趋于正常。

第三节 疗 效

一、对斑块状银屑病的疗效

已有多个随机对照试验评估了英夫利西单抗在银屑病治疗中的疗效。英夫利西单抗诱导治疗银屑病的研究（the Study of Psoriasis with Infliximab Induction Therapy，SPIRIT）、欧洲英夫利西单抗治疗银屑病的疗效及安全性研究（European Infliximab for Psoriasis Efficacy and Safety Study，EXPRESS）和欧洲英夫利西单抗治疗银屑病的疗效及安全性研究Ⅱ（European Infliximab for Psoriasis Efficacy and Safety StudyⅡ，EXPRESS Ⅱ）3 项临床试验结果显示，英夫利西单抗治疗中重度斑块状银屑病快速、有效且疗效持续。

1. 英夫利西单抗诱导治疗银屑病的研究 SPIRIT 试验是一项Ⅱ期、多中心、双盲、安慰剂对照试验，选取 249 名病程≥6 个月、PASI≥12、BSA≥10％的斑块状银屑病患者，按照 2∶2∶1 的比例随机分组，分别给予英夫利西单抗 3 mg/kg、英夫利西单抗 5 mg/kg 和安慰剂静脉滴注治疗。给药时点为第 0、2、6 周，随访持续到第 30 周。观察终点是第 10 周时达到 PASI－75 的患者比例。

在第 1 次治疗后，研究者即观察到了英夫利西单抗的效果。第 2 周时，英夫利西单抗 3 mg/kg 组（下称 3 mg/kg 组）和英夫利西单抗 5 mg/kg 组（下称 5 mg/kg 组）分别有 34％和 40％的患者达到 PASI－50，而安慰剂组只有 4％；第 10 周时，两组分别有 72％和 88％的患者达到 PASI－75，而安慰剂组只有 6％。这些结果与 PGA 结果一致：3 mg/kg 组和 5 mg/kg 组分别有 72％和 90％的患者在第 10 周时达到极轻度（PGA＝1）或清除（PGA＝0）银屑病。此外，患者的 DLQI 也得到了显著改善：从基线到第 10 周时，3 mg/kg 组和 5 mg/kg 组的 DLQI 评分改变中位数分别为－8 和－10，而安慰剂组为 10。

为了评估该药再次治疗的安全性,第 26 周时,对静态 PGA(static PGA,sPGA)≥3 的患者给予额外 1 剂英夫利西单抗治疗,剂量同诱导治疗期。再次治疗后 1 个月,3 mg/kg 组、5 mg/kg 组和安慰剂组分别有 38%、64% 和 18% 的患者 PGA<3(轻度、极轻度或清除银屑病)。

对患者进行长达 20 wk 的随访以评估临床应答时间。3 mg/kg 组和 5 mg/kg 组均在第 10 周达到最大疗效,之后分别从第 10 周和第 14 周开始出现疗效下降。

总之,SPIRIT 试验证实英夫利西单抗诱导治疗可以显著改善大多数患者的银屑病。英夫利西单抗的疗效与 CsA 相似并优于其他生物制剂。3 mg/kg 组和 5 mg/kg 组患者在第 4 周时症状即得到改善,而单一使用其他生物制剂治疗则至少需要 12 wk 时间才能达到相同效果。此外,英夫利西单抗对患者生活质量(以 DLQI 来评估)的改善也优于其他生物制剂或住院治疗药物(图 4-1)。

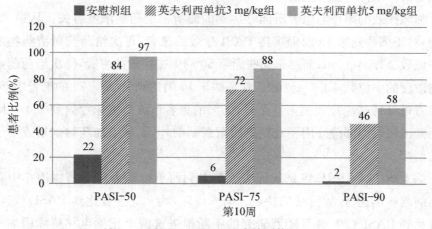

图 4-1 SPIRIT 疗效评估

2. EXPRESS EXPRESS 试验是一项Ⅲ期、多中心、随机、双盲、对照试验,评估英夫利西单抗诱导治疗和维持治疗对中重度斑块状银屑病的疗效。主要观察终点为第 10 周时达到 PASI-75 的患者比例,次要终点为第 10 周时达到 PASI-50/90 的患者比例。

在 EXPRESS 试验中,378 名 PASI≥12、BSA≥10% 的适合接受光疗或系统治疗的中重度斑块状银屑病患者被按照 4:1 的比例随机分配到英夫利西单抗组和安慰剂组。英夫利西单抗组在第0、2、6周和之后的每8周接受1次英夫利西单抗5 mg/kg静脉滴注治疗,直至第46周。安慰剂组在第0、2、6、14、22周接受安慰剂静脉滴注治疗,之后以双盲的方式在第24、26、30、38、46周接受英夫利西单抗5 mg/kg静脉滴注治疗。

第10周时,英夫利西单抗组分别有80%和57%的患者达到PASI-75和PASI-90,而安慰剂组的结果分别为3%和1%。这一疗效在第24周时仍维持着,但到第50周时,英夫利西单抗组达到PASI-75和PASI-90的患者比例分别降至61%和45%。与之类似的,第10周时,83%的英夫利西单抗组患者表现为清除/极轻度银屑病(PGA=0/1),而到第50周时,这一比例下降至53%。这种临床疗效的降低与ADA生成所致的低血清英夫利西单抗浓度有关。在第10周达到PASI-75的患者群中,仅有39%的抗体阳性的患者维持疗效到第50周,而抗体阴性和不确定的患者分别有81%和96%维持疗效到第50周。虽然抗体阳性的患者较少达到PASI-75或维持临床疗效,但这并不代表英夫利西单抗对抗体阳性的患者无效。

临床疗效的维持与患者所能够达到的血清稳定药物浓度有关。从第30周开始,对于那些到第50周仍维持PASI疗效的患者,每次给药前血清药物浓度的中位数$\geq 1.0\ \mu g/ml$;而对于那些到第50周失去疗效的患者,每次给药前血清药物浓度的中位数$\leq 1.0\ \mu g/ml$。在那些第10周达到PASI-75的患者中,89%的患者可维持临床疗效到第6个月,65%的患者可维持临床疗效到1年。除了在面部或腹股沟部位外用弱效糖皮质激素制剂外,无须增加药物剂量或给予额外的治疗。

综上所述,EXPRESS试验证实了英夫利西单抗作为单一药物治疗中重度银屑病起效迅速、疗效持续的特点。第6周时,约2/3患者达到PASI-75,1/3患者达到PASI-90,并且随着研究的不断推进这两个比例也在持续增加。第10周时,1/4患者报告皮损完全清除。该研究同时还证实,每8周一次英夫利西单抗5 mg/kg维持治疗可以有效维持疗效,并且大多数患者对此耐受性良好(图4-2)。

3. EXPRESSⅡ EXPRESSⅡ试验是一项Ⅲ期、随机、双盲、安慰剂对照试验,研究英夫利西单抗常规连续维持治疗方案和按需间断维持治疗方案的获益。它是第1个直接比较英夫利西单抗每8周1次连续维持治疗和按需间断维持治疗的生物学研究。

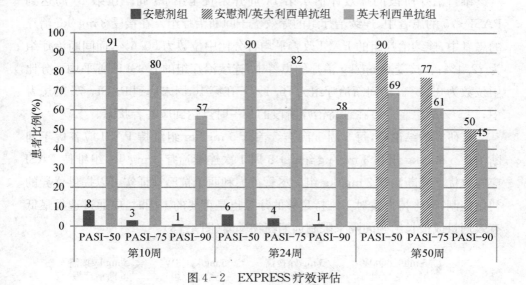

图 4 - 2　EXPRESS 疗效评估

主要观察终点是第 10 周时达到 PASI - 75 的患者比例。其他观察终点包括第 10 周 PGA 和 DLQI 的改善，以及第 16~30 周、第 16~50 周较基线 PASI 改善的平均百分比等。

该研究共纳入 835 名 PASI≥12、BSA≥10% 的中重度银屑病患者，他们被按照 3∶3∶2 的比例随机分组，在第 0、2、6 周分别给予英夫利西单抗 3 mg/kg、英夫利西单抗 5 mg/kg 和安慰剂静脉滴注治疗；第 14 周时，英夫利西单抗 3 mg/kg 组（下称"3 mg/kg 组"）和 5 mg/kg 组（下称"5 mg/kg 组"）分别被再次随机分为两组，一组继续给予每 8 周 1 次的连续维持治疗（连续治疗组），而另一组则根据病情需要给予间断治疗（间断治疗组），给药剂量与诱导期相同。在连续治疗组，患者每 8 周（第 14、22、30、38 周）接受 1 次指定剂量的英夫利西单抗治疗。在间断治疗组，患者在每周随访时若 PASI 改善（相对于基线）<75%，给予英夫利西单抗治疗；若 PASI 改善≥75%，给予安慰剂治疗。安慰剂组在第 16 周接受英夫利西单抗治疗，分别在第 16、18、22 周和之后每 8 周接受英夫利西单抗 5 mg/kg 治疗，直至第 46 周。

第 10 周时，3 mg/kg 组和 5 mg/kg 组分别有 70% 和 75% 的患者达到 PASI - 75，而安慰剂组只有 1.9%；3 mg/kg 组和 5 mg/kg 组分别有 37% 和 45% 的患者达到 PASI - 90，而安慰剂组只有 0.5%。

维持治疗阶段的疗效评估从第 14 周开始直至第 50 周。在第 10 周达到 PASI-75 的患者中,连续治疗组的疗效优于间断治疗组。在接受 3 mg/kg 治疗的患者中,连续治疗组的 PASI 改善平均百分比中位数为 80.6%,而间断治疗组为 72.4%;在接受 5 mg/kg 治疗的患者中,连续治疗组的 PASI 改善平均百分比中位数为 89.6%,而间断治疗组为 76.4%。在第 10 周未达到 PASI-75 的患者中,59.0%的患者最终在维持治疗阶段的某一时点达到应答者状态。

该研究的结论是,每 8 周 1 次连续治疗 5 mg/kg 组维持 PASI 应答优于间断治疗 5 mg/kg 组和 3 mg/kg 组;每 8 周 1 次连续治疗 3 mg/kg 组维持 PASI 应答也优于间断治疗 3 mg/kg 组。尽管英夫利西单抗已被证实可以提供优异的初始控制,但维持方案对于维持足够的疗效也是重要的。同时,应通过选择最低有效剂量或最长给药间隔来限制远期药物暴露(图 4-3)。

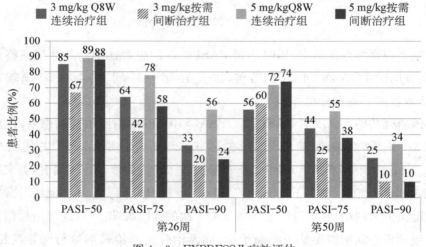

图 4-3　EXPRESSⅡ疗效评估

二、对 PsA 的疗效

PsA 的治疗选择非常广泛,轻症者可使用非甾体类抗炎药(nonsteroidal anti-inflammatory drugs,NSAIDs),较重者可使用改善病情的抗风湿药物(disease-modifying antirheumatic drugs,DMARDs)。然而,许多患者对这两类药物的反应并不明显,因此,抗 TNF 药物正变得越来越受欢迎。

PsA 英夫利西单抗多国对照试验(Infliximab Multinational PsA Controlled

Trial，IMPACT)是一项Ⅲ期、随机、双盲、对照试验，评估了英夫利西单抗对之前未接受过 DMARDs 或 NSAIDs 治疗的 PsA 患者的疗效。主要观察终点是第98 周时达到 ACR - 20 的患者比例。本研究共招募 104 名活动性周围多关节受累的患者，按照 1∶1 的比例随机分组。试验分 3 个阶段进行：在第 1 阶段，在第0、2、6 和 14 周对两组患者分别给予安慰剂和英夫利西单抗 5 mg/kg 治疗；第 2阶段开始于第 16 周，安慰剂组($n=52$)给予每 8 周 1 次英夫利西单抗 5 mg/kg治疗，直至第 46 周，而原先的英夫利西单抗组($n=52$)继续给予每 8 周 1 次英夫利西单抗 5 mg/kg 治疗，直至第 46 周；第 3 阶段从第 54 周延伸至第 98 周，在此期间患者($n=69$)每 8 周接受 1 次英夫利西单抗 5 mg/kg 治疗。

第 14 周时，英夫利西单抗组和安慰剂组分别有 58% 和 11% 的患者达到ACR - 20 疗效。第 50 周时，英夫利西单抗组有 74% 的患者达到 ACR - 20；第98 周时，仍有 62% 的患者维持着 ACR - 20 疗效，并且分别有 45% 和 35% 的患者达到 ACR - 50 和 ACR - 70。第 98 周时，≥82% 的英夫利西单抗组患者显示关节功能改善，证据是用于 RA 患者病情评估的基于 28 个关节的疾病活动度评分(disease activity score in 28 joints，DAS28)显示患者出现中度或良好应答；DAS28 在第 50 周和第 98 周时分别较基线改善 48% 和 43%。此外，患者的生理功能也得到改善，第 50 周时，健康评估问卷得分接近正常功能水平(比平均基线值 1.1 改善 49%)。

与安慰剂组相比，英夫利西单抗组的平均年度影像学进展也显著降低。采用改良的 van der Heijde-Sharp 评分(modified van der Heijde-Sharp score，mvdH-S score)对双手 40 个关节和双脚 12 个关节的骨侵蚀、关节间隙狭窄进行评分，并计算出影像学总分。基于 mvdH-S 评分，基线时英夫利西单抗组的平均估算年度进展为 5.74 分，而第 2 年时，平均估算年度进展显著降低到 0.65 分。mvdH-S 评分系统的缺点是哪怕只有一个关节出现改变就可能导致评分升高并且过度强调病程。以上数据表明，英夫利西单抗 5 mg/kg 治疗难治性 PsA 效果显著。

第四节 安 全 性

大多数患者对英夫利西单抗的耐受性很好。由于 TNF 在免疫应答中的作用，TNF-α 抑制剂最令人担心的风险是感染和恶性肿瘤。已报道的较严重的感染包括脓毒血症、侵袭性真菌感染、机会性感染和潜伏性结核的再激活等。此外，淋巴瘤和 NMSC 也是使用 TNF－α 抑制剂时需要考虑的问题之一。

在随机临床试验中，最常见的不良反应是上呼吸道感染、头痛和输液反应。对英夫利西单抗产生 ADA 的患者被视为更易发生输液反应的人群。其他不良事件包括 HBV 再激活、MS 和脱髓鞘疾病、CHF、药物性狼疮、血液学异常和过敏反应。在一项 10 mg/kg 组的研究中报告了 CHF 恶化。英夫利西单抗属于妊娠 B 类药物。

一、来自临床试验的安全性数据

1. SPIRIT 患者接受为期 30 wk 的 AEs 评估。结果显示，3 mg/kg 组和 5 mg/kg 组的 AEs 发生率略高于安慰剂组（分别为 78％、79％和 63％）。但这可能与英夫利西单抗组患者接受更多的输液且随访时间更长有关，应排除这一因素干扰。在报告严重 AEs 的 12 例患者中，Gottlieb 等认为 4 例与英夫利西单抗有关。3 mg/kg 组中，1 例报告鳞状细胞癌，1 例报告胆囊炎和胆石症。5 mg/kg 组中，1 例报告憩室炎、脓毒血症和肾盂肾炎。

3 mg/kg 组、5 mg/kg 组和安慰剂组的输液反应发生率分别为 18％、22％和 2％。症状包括轻微或中度的头痛、皮肤潮红、寒战、恶心、呼吸困难、注射部位药液外渗和味觉异常等。

再次治疗时输液耐受良好，未见迟发过敏反应的报道。第 26 周时，ADA 阳性患者的输液反应发生率是 ADA 阴性患者的 2～3 倍。除此之外，ADA 对输液反应的预测意义很小，因为大多数抗体阳性患者不发生输液反应。

该研究中，除了谷丙转氨酶和谷草转氨酶在部分患者中出现升高外（安慰剂组 16％和 14％，英夫利西单抗组 34％和 24％），其他各项实验室指标大多正常。

由于既往研究发现部分接受英夫利西单抗治疗的患者出现 ANA 转阳，SPIRI 研究也测定了 ANA，发现有 22％～25％的患者 ANA 转阳，这一数据低于既往使用该药治疗 RA 和克罗恩病的研究。该研究未见药物性狼疮或狼疮样综合征发生。

2. EXPRESS 英夫利西单抗组报告 AEs 的患者比例略高于安慰剂组（82％ vs.71％）。英夫利西单抗组 AEs 包括 3 例严重感染（其中 1 例因手部烧伤致脓毒血症和坏死性筋膜炎,1 wk 未就医而死亡)、3 例迟发过敏反应(症状包括肌痛、关节痛、发热和皮疹,2 wk 内缓解)、2 例狼疮样综合征(伴关节痛和抗 dsDNA 抗体阳性)和 4 例严重的输液反应,未见结核、脱髓鞘疾病、心衰或恶性肿瘤(皮肤癌除外)的报告。

3. EXPRESS Ⅱ 英夫利西单抗在本研究中的安全性与既往研究相似。4个不同治疗方案组的安全性相似。5 mg/kg 组和 3 mg/kg 组在安全性方面无差异。在 PPD 筛查阴性的患者中,有 2 例结核的报告,说明在基线时对 TB 危险因素进行全面筛查和进行胸片检查的重要性。英夫利西单抗组出现 12 例恶性肿瘤[1 例鳞状细胞癌、9 例基底细胞癌,这 10 例均曾暴露于 NB-UVB 和(或)PUVA]和 2 例狼疮样综合征。此外,1 例患者出现长时间的肌无力和周围神经病变但之后缓解;1 例既往无心脏病史的患者在停用英夫利西单抗 9 个月后死于心肌梗死。英夫利西单抗联合治疗组出现 5 例严重输液反应和 9 例迟发性过敏反应[伴有肌痛和(或)关节痛,发热和(或)皮疹]。

二、银屑病纵向评估和登记

银屑病纵向评估和登记(psoriasis longitudinal assessment and registry,PSOLAR)是一项针对接受生物制剂治疗的银屑病患者的最大的洲际性观察性研究。PSOLAR 从 2007—2013 年共进行了 19 次研究,共纳入 12 095 名接受英夫利西单抗、乌司奴单抗、其他生物制剂或非生物制剂治疗的患者,报告了全因死亡、主要不良心血管事件(major adverse cardiovascular events,MACEs)、恶性肿瘤(除外 NMSC)和严重感染的发生率。

虽然在不同生物制剂组中全因死亡、MACEs 和恶性肿瘤的发生率是相似的,但在非生物制剂组中死亡和 MACEs 的发生率更高。虽然口服免疫调节剂(MTX 或 CsA)的使用会增加 MACEs 的风险,但英夫利西单抗和其他生物制剂并不增加 MACEs 的风险。与乌司奴单抗组和非生物制剂组相比,英夫利西单抗组和其他生物制剂组的严重感染发生率更高。PSOLAR 的结论是,对英夫利西单抗、其他生物制剂和免疫调节剂未发现其他安全性警戒。TNF-α 抑制剂与严重感染风险之间的关系与之前的研究一致,并已在处方信息中详细说明。PSOLAR 的安全性数据将继续每年报告给监管机构(表 4-2)。

表 4 - 2　银屑病纵向评估和登记(PSOLAR)的安全性评价

	英夫利西单抗 (PY = 6 028)	乌司奴单抗 (PY = 7 047)	其他生物制剂 (PY = 13 167)	非生物制剂 (PY = 5 576)	总计 (PY = 31 818)
全因死亡	0.35*(21**)	0.43(30)	0.42(55)	0.70(39)	0.46(145)
-心血管事件	0.08(5)	0.3(9)	0.10(13)	0.22(12)	0.12(39)
-其他	0.17(10)	0.23(16)	0.23(30)	0.32(18)	0.23(74)
-无法解释的死亡	0.10(6)	0.07(5)	0.09(12)	0.16(9)	0.10(32)
主要不良心血管事件	0.38(23)	0.33(23)	0.33(43)	0.45(25)	0.36(114)
-心血管事件导致死亡	0.08(5)	0.13(9)	0.10(13)	0.22(12)	0.12(39)
-非致死性脑血管意外	0.12(7)	0.10(7)	0.11(14)	0.11(6)	0.11(34)
-非致死性心肌梗死	0.18(11)	0.10(7)	0.14(19)	0.14(8)	0.14(45)
恶性肿瘤(除外 NMSC)	0.58(35)	0.53(37)	0.74(98)	0.81(45)	0.68(215)
严重感染	2.73(67)	1.0(56)	1.80(186)	1.26(169)	1.5(478)

Gottlieb AB, Kalb RE, Langley RG, et al. Safety observations in 12095 patients with psoriasis enrolled in an international registry (PSOLAR): experience with infliximab and other systemic and biologic therapies [J]. J Drugs Dermatol, 2014,13(12):1441 - 1448.
*:发生率/100PY=事件数÷PY×100；**:事件数

第五节　注　意　事　项

英夫利西单抗为静脉滴注给药,因此,为防止不良反应的出现并及时处理已发生的不良反应,整个给药过程必须在医生和护士的监测下进行。对于既往有结核、恶性肿瘤、脱髓鞘疾病和 CHF 病史的银屑病患者应特别小心,因为 TNF -α 同时也参与这类疾病的发病。

对英夫利西单抗中活性成分或其他任何成分过敏者,患有脓毒血症或存在脓毒血症风险者,存在全身或局部活动性感染(如活动性结核、HBV 感染活动)者,有严重的未控制的心血管/肝脏/肺脏/肾脏疾病、其他自身免疫性疾病、恶性肿瘤、HIV 感染的患者禁用该药。

轻度心力衰竭患者慎用,中重度心力衰竭患者禁用。

在英夫利西单抗治疗期间,必须严密监测患者是否出现新感染、结核或乙型肝炎再激活和肿瘤等。一旦出现,应立即中断治疗直到上述病情得到控制。若在治疗期间出现血液系统异常、狼疮综合征症状且 dsDNA 抗体阳性,应立即停用。

一、感染

接受英夫利西单抗治疗的患者发生严重感染(细菌、病毒、真菌和寄生虫)的风险升高,这在合并使用 MTX、糖皮质激素或其他免疫抑制剂的患者以及患有潜在易感疾病的患者中更为显著(他们发生严重感染的风险更高)。不推荐英夫利西单抗与阿巴西普或阿那白滞素(一种 IL-1 受体拮抗剂)同时使用,因为 RA 患者在该方案下发生严重感染的风险增加。

对于需要抗生素治疗的患者,在感染控制前不再给药,对于有严重感染或机会性感染的患者,应立即停药;对于存在全身或局部活动性感染的患者不应开始该药治疗;对于存在复发性/慢性感染的患者,在开始治疗前应讨论风险和益处。

二、结核

接受英夫利西单抗治疗的患者罹患结核的风险以及发生潜伏性结核(肺结核和肺外结核)再激活的风险增加。应根据结核危险因素对患者进行评估,并在英夫利西单抗治疗开始前和治疗期间筛查潜伏性结核。即便有卡介苗接种史,PPD 筛查出现直径≥5 mm 的硬结也被认为是阳性。

对于那些无法确认是否已完成足疗程抗结核治疗的既往有活动性或潜伏性结核病史的患者,以及具有结核感染危险因素但筛查呈阴性的患者,均应给予抗结核治疗。英夫利西单抗治疗可在潜伏性结核患者接受预防性抗结核治疗 1~2 个月后启动,虽然预防性治疗并不能保证结核不再复发。疑难病例应咨询结核专家。

三、机会性感染

机会性感染如曲霉病、芽生菌病、念珠菌病、组织胞浆菌病、军团菌病、李斯特菌病、球孢子菌病、隐球菌病和肺孢子菌感染等更可能在接受英夫利西单抗治疗的患者中出现,并可能表现为播散性感染而非局限性感染。若有症状的患者曾在真菌病流行区域居住或旅行,在等待确诊报告前应考虑经验性抗真菌治疗。

对于活动性组织胞浆菌感染者,其组织胞浆菌抗原和抗体的检测可能为阴性。

四、恶性肿瘤

接受英夫利西单抗治疗的银屑病患者黑色素瘤和 NMSC 的发病率升高,这可能与患者在接受英夫利西单抗治疗前或治疗中暴露于高剂量 PUVA 和(或)使用 CsA、MTX 或免疫抑制剂治疗有关。

据报道,接受依那西普或英夫利西单抗治疗的银屑病患者淋巴瘤的发病率升高。但考虑到银屑病患者本身较正常人群更易罹患霍奇金淋巴瘤和皮肤 T 细胞淋巴瘤,目前仍无法明确淋巴瘤发生率的增加是否与使用上述药物直接相关。

五、HBV 再激活

TNF 被认为可以促进 HBV 的清除。若接受英夫利西单抗治疗的患者发生 HBV 再激活,应立即停药并进行抗病毒治疗。

对于存在 HBV 再激活风险的患者,应在英夫利西单抗治疗期间和停止治疗后 6 个月内监测 HBV 感染的症状和体征,并检测肝功能、HBsAg、HBeAg 和 HBV-DNA 拷贝数。目前既没有关于对 HBV 携带者可否同时给予抗病毒治疗和英夫利西单抗治疗的确切信息,也没有关于 HBV 再激活被控制后可否重新开始英夫利西单抗治疗的确切信息。

六、MS 和脱髓鞘疾病

TNF-α 抑制剂与中枢神经系统脱髓鞘疾病(如 MS、视神经炎)和周围神经脱髓鞘疾病(如格林-巴利综合征)的新发或恶化有关。因此,对于本人或一级亲属有 MS 或其他脱髓鞘疾病病史的患者不应开始英夫利西单抗治疗。据报道,TNF-α 抑制剂引起的不良神经系统事件可以通过停止该类药物的治疗来解决。

七、充血性心力衰竭

两项随机对照试验 RENAISSANCE/RECOVER 和 ATTACH 显示,TNF-α 抑制剂与 CHF 预后的恶化呈剂量依赖性。对于那些在英夫利西单抗治疗期间新发 CHF 或已罹患 CHF 但出现症状恶化的患者应停用该药。对于那些被诊断为 3 级或 4 级 CHF 或射血分数<50%的患者应避免使用英夫利西

单抗,而对于那些被诊断为1级或2级CHF的患者在启动TNF-α抑制剂治疗前应进行超声心动图检查。

八、药物性狼疮

英夫利西单抗治疗可导致自身抗体的形成,尽管很少有患者出现临床症状。有研究表明,TNF-α抑制剂治疗开始后自身抗体的出现可能是治疗即将失败的标志。最近的一项研究显示,48%接受英夫利西单抗治疗的患者形成了自身抗体。若患者出现狼疮样综合征的症状和体征,皮肤科医生应评估循环ANA并停药。

九、血液系统异常

据报道,个别病例使用TNF-α抑制剂发生再生障碍性贫血、全血细胞减少、白细胞减少症和血小板减少症。患者若出现皮肤苍白、容易淤青、出血或持续发热等情况应立即就医。若患者有明显的血液系统异常应停用英夫利西单抗。

十、过敏反应

已有少数接受英夫利西单抗治疗的患者发生过敏反应、血管神经性水肿、过敏性皮疹、固定性药疹、荨麻疹、血清病和非特异性药物反应的相关报道。若发生这种情况,应立即停用英夫利西单抗并给予对症治疗。

第六节 小 结 和 建 议

英夫利西单抗通过与TNF-α结合,阻断导致银屑病皮肤损害发生的炎症级联反应。英夫利西单抗治疗银屑病和PsA的关键性临床试验包括SPIRIT、EXPRESS、EXPRESSⅡ和IMPACT。多个随机对照试验显示,英夫利西单抗治疗中重度斑块状银屑病安全有效。英夫利西单抗因其临床起效迅速(比其他生物制剂都迅速)而著称。网状荟萃分析通过评估依那西普、英夫利西单抗、阿达木单抗和乌司奴单抗发现,英夫利西单抗疗效最好(达到PASI-75的患者比例最高)。英夫利西单抗连续维持治疗比按需间断治疗的疗效更好。英夫利西单抗的主要优势在于它是唯一一种根据体重精准给药的生物制剂。因此,与其他生物制剂相比,非常肥胖的患者接受英夫利西单抗治疗更易获得皮损清除。在治疗过程中应密切监测相关不良反应(见第二章第三节)。

第五章

阿 达 木 单 抗

第一节　简　　介

阿达木单抗(Adalimumab，Humira ®)的出现大大提高了对中重度斑块状银屑病皮损的有效清除。研究者最初开发阿达木单抗的目的是为治疗 RA 和 PsA，但后来发现它还可改善银屑病的皮肤损害。阿达木单抗于 2008 年被美国 FDA 批准用于治疗慢性中重度斑块状银屑病。目前，该药经 FDA 批准的适应证标签包括成人中重度斑块状银屑病(年龄≥18 周岁)、成人中重度活动性 RA、成人活动性 PsA、成人活动性 AS、成人中重度活动性 UC、中重度活动性 CD(年龄≥6 周岁)、JIA(年龄≥2 周岁)、化脓性汗腺炎(hidradenitissuppurativa，HS)(年龄≥12 周岁)和葡萄膜炎(年龄≥2 周岁)。需要指出的是，阿达木单抗经 EMA 批准的用于治疗中重度斑块状银屑病的适应证标签适用于年龄≥4 周岁的患者。此外，阿达木单抗对红皮病型和泛发性脓疱型银屑病也有效。

阿达木单抗在我国的商品名为修美乐®，2010 年经 NMPA 批准上市，适应证为成人中重度活动性 RA，2013 年获批成人活动性 AS 适应证，2017 年 5 月 18 日获批成人(年龄≥18 周岁)慢性中重度斑块状银屑病适应证。此外，CD 和 JIA 适应证也正在申请批准中。

阿达木单抗治疗银屑病的剂量推荐如下：第 0 周时，首次给予 80 mg 负荷剂量；第 1 周时，给予 40 mg 剂量；之后每隔 1 周(every other week，EOW)给予 40 mg 维持剂量。给药方式为 SC。单次给药后，阿达木单抗血清浓度的达峰时间约为 5.5d，半衰期约为 14 d。若维持治疗中断，不推荐再次启动诱导治疗，应按照维持治疗方案再次给药。

阿达木单抗有笔型针剂和手动预充式注射器 2 种包装，每支含有 0.8 ml

(40 mg)阿达木单抗。患者经适当培训并通过皮肤科医生认定后可自行注射。推荐的注射部位包括腹部(脐周 5 cm 以外范围)、大腿中段前侧和上臂外侧。注射部位应每次轮换,注射时应避开皮肤淤青、疼痛、发红、发硬、有瘢痕或妊娠纹的区域或银屑病损害处。患者通常更偏爱笔型针剂,因其痛苦较少、更便捷、更安全。

第二节　作用机制

阿达木单抗是全球首个重组全人源 IgG1 单克隆抗体,是人单克隆 D2E7 重链和轻链经二硫键结合的二聚物,其作用靶点为 TNF - α。它结合并中和 sTNF - α 及 tmTNF - α,使之不能与细胞表面 TNF 受体(p55 和 p75)相互作用。体外实验显示,在有补体存在的情况下,阿达木单抗能够诱导表达细胞表面 TNF - α 受体(p55 和 p75)的细胞(如单核细胞)凋亡。

在银屑病和 PsA 的发病中,某些特定事件参与了这一过程,如血清细胞因子(IL - 6)、炎症急性期反应物、基质金属蛋白酶及软骨和滑膜转换标志物的释放,以及诱导白细胞迁移的黏附分子的表达等。阿达木单抗通过拮抗炎症因子 TNF - α 阻止这些事件的发生,进而抑制表皮细胞的过度增殖,阻抑银屑病皮损的发生和发展。

第三节　疗　效

一、对斑块状银屑病的疗效

临床试验显示阿达木单抗治疗银屑病的疗效显著,这使其顺利获得美国 FDA 的批准。REVEAL 和 CHAMPION 是该药获得美国 FDA 药品标签的两项Ⅲ期关键性试验,前者比较阿达木单抗与安慰剂(在对照组和中断治疗时给予)的疗效和安全性,后者比较阿达木单抗与安慰剂、MTX 的疗效和安全性(表 5 - 1)。

1. REVEAL 研究　REVEAL 研究是一项为期 52 wk 的Ⅲ期、随机、对照试验,共纳入来自北美 81 个研究中心的 1 212 名患者。该研究旨在比较阿达木单抗和安慰剂治疗银屑病的疗效和安全性。阿达木单抗的疗效通过 2 个主要终点进行评估:①第 16 周时达到 PASI-75 的患者比例;②在第 33～52 周失去足够应答的患者比例。根据 PGA 评分,该研究人群 53% 患有中度银屑病,47% 患有明显/重度银屑病。

该研究分为 A、B、C 3 个不同的治疗时期。在 A 期(第 0～15 周):患者被按照 2:1 的比例随机分组,分别接受标准推荐剂量的阿达木单抗治疗(阿达木单抗组)和相匹配剂量的安慰剂治疗(安慰剂组);第 16 周时,达到 PASI-75 的患者继续进入 B 期,而未达到 PASI-75 的患者有资格进入一项独立的开放标签延伸研究(open-label extension study,OLE)。在 B 期(第 16～33 周):第 16 周时,通过给予安慰剂组患者 2 针 40 mg 阿达木单抗注射和阿达木单抗组患者 2 针安慰剂注射来维持研究的盲性;第 17 周起,所有患者均接受阿达木单抗 40 mg EOW 治疗。第 33 周时,达到 PASI-75 的患者有资格继续进入 C 期,以研究中断治疗是否会导致失去足够应答,而疗效在 PASI-50～PASI-75 之间的患者有资格进入 OLE 研究。在 C 期(第 34～52 周):最初在 A 期接受阿达木单抗治疗的患者被按照 1:1 的比例再次随机分组,分别接受阿达木单抗(连续治疗组)和安慰剂治疗(中断治疗组),以评估在第 33～52 周失去足够应答的情况。失去应答的定义为:第 33 周后,患者的 PASI 评分相对于基线评分改善<50%(即应答<PASI-50)且相对于第 33 周时评分增加≥6 分。

表 5-1　阿达木单抗 3 项关键性试验总结

研究项目	纳入标准	洗脱期/排除标准	结果
REVEAL	• 年龄≥18 周岁 • PSO≥6 个月,稳定性斑块≥2 个月 • BSA≥10% • PASI≥12 • PGA:基线时至少为中度	洗脱期 • 局部治疗和 UVB:2 wk • UVA 和非生物制剂系统治疗:4 wk • 依法利珠单抗:6 wk • 其他生物制剂:12 wk	• 第 16 周时,阿达木单抗组和安慰剂组分别有 71% 和 7% 的患者达到 PASI-75; • 第 52 周时,分别有 28% 和 5% 的被再次随机分配到安慰剂组和阿达木单抗组的患者失去足够应答(<PASI-50)
CHAMPION	• 年龄≥18 周岁 • BSA≥10%	洗脱期 • 局部治疗和 UVB:2 wk	• 第 16 周时,阿达木单抗组、MTX 组和安慰剂组分别有 79.6%、

续　表

研究项目	纳入标准	洗脱期/排除标准	结果
	• PASI 评分≥10 分 • 斑块状 PSO≥1 年，稳定性斑块≥2 个月 • 所有患者之前均未接受过 TNF-α 抑制剂或 MTX 治疗	• 非生物制剂系统治疗：4 wk • 其他生物制剂：12 wk	35.5％和 18.9％的患者达到 PASI-75 • 阿达木单抗组、MTX 组和安慰剂组分别有 16.7％、7.3％和 1.9％的患者达到 PASI-100（皮损清除） • 阿达木单抗起效迅速：第 4 周时，PASI 平均改善 57％
ADEPT	• 年龄≥18 周岁 • 确诊中重度活动性 PsA • 活动性 PSO 皮损或既往 PSO 皮损 • 所有 PsA 患者既往都对 NSAIDs 应答不足或不耐受	排除标准 • 正在接受或在基线前 4 wk 内接受过 MTX 和口服维 A 酸类以外药物（如 CsA、他克莫司、DMARDs）治疗者 • 正在接受或在基线前 2 wk 内接受过 PSO 局部药物（除外药效洗发水和弱效糖皮质激素外用制剂）治疗者 • 同时接受 MTX（>30 mg/wk）和（或）糖皮质激素（剂量转换为泼尼松>10 mg/d)治疗者 • 既往接受过 TNF-α 抑制剂治疗者	• 第 24 周时，阿达木单抗组和安慰剂组分别有 59％和 1％的患者达到 PASI-75

1) Menter A, Tyring SK, Gordon K, et al. Adalimumab therapy for moderate to severe psoriasis: A randomized, controlled phase Ⅲ trial [J]. J Am Acad Dermatol, 2008,58 (1):106-115.

2) Saurat JH, Stingl G, Dubertret L, et al. Efficacy and safety results from the randomized controlled comparative study of adalimumab vs. methotrexate vs. placebo in patients with psoriasis (CHAMPION) [J]. Br J Dermatol, 2008,158 (3):558-566.

3) den Broeder A, van de Putte L, Rau R, et al. A single dose, placebo controlled study of the fully human anti-tumor necrosis factor-alpha antibody adalimumab (D2E7) in patients with rheumatoid arthritis [J]. J Rheumatol, 2002, 29 (11):2288-2298.

注：PSO-银屑病；PsA-银屑病性关节炎；NSAIDs-非甾体类抗炎药；DMARDs-改善病情的抗风湿药物；MTX-甲氨蝶呤；CsA-环孢素 A

第16周时,A期阿达木单抗组和安慰剂组分别有71%和7%的患者达到PASI-75($P<0.001$)并进入B期。两组间PASI评分的差异出现在第1次研究访视(第4周)时,阿达木单抗组的平均PASI改善高达52%,显著优于安慰剂组(9%)($P<0.001$)。第16周时,阿达木单抗组分别有45%和20%的患者达到PASI-90和PASI-100,而来自安慰剂组的数据仅为2%和1%($P<0.001$)。

第52周时,中断治疗组有28%的患者失去足够应答,显著高于连续治疗组(5%)($P<0.001$)。此外,与连续治疗的患者相比,中断治疗的患者较早发生"失去应答"。

REVEAL研究证实了阿达木单抗在银屑病中的快速疗效,并且与中断治疗相比,连续治疗更能有效维持足够应答(图5-1)。

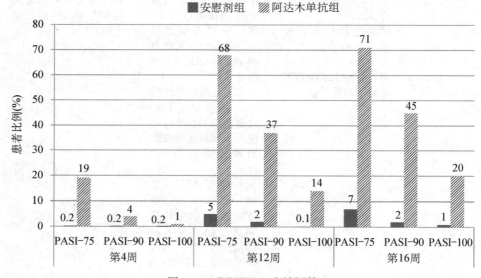

图5-1 REVEAL疗效评估

2. 来自REVEAL的开放标签延伸研究 来自REVEAL和其他3项临床试验的患者可以选择进入一项为期3年的OLE试验接受阿达木单抗治疗。该试验旨在获得更多的有关阿达木单抗长期、连续治疗银屑病的疗效和安全性数据。以往的研究存在一些限制,例如研究持续时间短(<1年)、使用剂量非FDA推荐以及排除了应答<PASI-75的患者。通过OLE这样的做法,研究超越了之前存在的各种限制。

该项研究共设置了A、B、C、D 4个研究组,患者可以进入A~D中的一组。

A组由REVEAL研究中第16周时临床应答<PASI-75的患者组成;B组由REVEAL研究中第33周时临床应答在PASI-50~PASI-75的患者组成;C组由在REVEAL研究C期接受阿达木单抗治疗的患者组成;D组由最初在REVEAL研究的A期接受安慰剂治疗、之后在OLE研究的B期接受阿达木单抗治疗的患者组成。第33周时临床应答<PASI-50的患者以及在REVEAL研究C期中被再次随机分组接受安慰剂治疗的患者被排除在该项研究之外。

A~D组中的患者被指定连续接受阿达木单抗40 mg EOW治疗至少108周或直到需要增加剂量时。对于在OLE研究中第24周时仍未达到PASI-50的患者,允许其剂量增至40 mg QW。在此期间,患者不可以接受光疗或其他系统性治疗,但可以在掌跖、乳房下和腹股沟等处继续使用洗发剂、润肤剂和糖皮质激素外用制剂,只要不在访视24 h内使用即可。

对于在治疗的前33周内持续保持PASI-75应答的患者,阿达木单抗的疗效在为期3年的连续治疗中得到很好的保持(表5-2),而保持得最好的人群是那些达到PASI-100的患者。

表5-2 开放标签延伸研究的疗效信息

研究组	PASI-75应答率	更多的疗效信息
A	79%(第160周)	连续治疗3年后,PASI平均改善40%
B	70%(第165周)	连续治疗3年后,PASI平均改善44%
C	76%(第160周)	连续治疗33周后,PASI平均改善93%
D	89%(第160周)	连续治疗24周后,PASI平均改善73%

对于那些因为接受阿达木单抗40 mg EOW治疗24周未达到PASI-50而将治疗剂量增加至40 mg QW的患者,分别有26.4%(92/349)和37.8%(132/349)的患者在增量治疗12 wk和24 wk后达到了PASI-75。

3. CHAMPION研究 CHAMPION研究是一项为期16 wk的Ⅲ期、随机、对照试验,共纳入来自欧洲和加拿大28个研究中心的271名患者。该研究旨在比较阿达木单抗、安慰剂和MTX治疗银屑病的疗效和安全性。结果显示,阿达木单抗治疗银屑病显著优于安慰剂,且不劣于MTX。

在这项研究中,患者被按照2∶2∶1的比例随机分组,分别接受阿达木单抗、MTX和安慰剂治疗。阿达木单抗组的给药剂量为:第0周80 mg,第1周起40 mg EOW。MTX组的口服给药剂量为:第 0 周 7.5 mg,第 2 周增至

10 mg/wk,第 4 周增至 15 mg/wk;第 8 周时,若疗效≥PASI-50 则剂量保持 15 mg/wk 不变,反之则应增至 20 mg/wk;第 12 周时,若疗效仍<PASI-50,则剂量增至最大研究剂量 25 mg/wk。该研究主要通过第 16 周时各研究组达到 PASI-75 的患者比例来评估 2 种药物和安慰剂治疗银屑病的疗效。

基线时,该研究中所有受试者的平均 PASI 分值为 19.7,平均 BSA 为 32.1%。第 16 周时,阿达木单抗组和 MTX 组达到 PASI-75 的患者比例分别为 79.6%和 35.5%,达到 PASI-100 的患者比例分别为 16.7%和 7.3%;而来自安慰剂组的相应数据仅为 18.9%和 1.9%(图 5-2)。第 4 周访视时,阿达木单抗组 PASI 平均改善 57%,说明阿达木单抗治疗银屑病起效快。

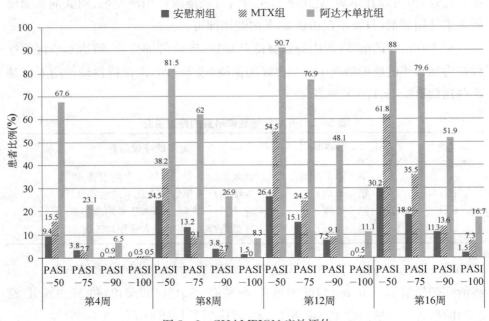

图 5-2 CHAMPION 疗效评估

CHAMPION 研究开创性地将生物制剂与 MTX 在银屑病中进行头对头的比较。它的结论是,阿达木单抗治疗银屑病起效迅速,比 MTX 和安慰剂更有效。

4. 阿达木单抗治疗银屑病的中国关键性试验 一项Ⅲ期、多中心、随机、双盲、安慰剂对照试验纳入来自中国 16 个研究中心的 425 名成人中重度慢性斑块状银屑病患者。所有患者均对至少一种系统治疗(如 CsA、MTX)或 PUVA 疗效不佳/存在禁忌/不能耐受。基线时,各组患者平均病程 15 年,平均 PASI 为 27.7,平均 DLQI 为 14.5。根据 PGA 评分,该研究人群由 63.8% 的中度银屑病患者和 36.2% 的明显/重度银屑病患者组成。

该研究包括 2 个阶段:前 12 周为双盲、安慰剂对照阶段(A 阶段),后 12 周为开放标签阶段(B 阶段)。在 A 阶段,患者被按照 4 : 1 的比例随机分组,分别接受阿达木单抗 40 mg EOW 治疗和相匹配剂量的安慰剂治疗至第 12 周。在 B 阶段,所有患者均接受阿达木单抗 40 mg EOW 治疗至第 24 周。

本研究的主要疗效终点是第 12 周时达到 PASI - 75 的患者比例;次要疗效终点包括其他时间达到 PASI - 75 的患者比例、达到 PASI - 90/100 的患者比例、PASI 较基线的改变、达到 PGA"清除"或"基本清除"(PGA 0/1)的患者比例以及 DLQI 较基线的改变等。

在 A 阶段,阿达木单抗组在第 12 周达到 PASI - 75 的患者比例显著高于安慰剂组(77.8% *vs.* 11.5%,$P < 0.001$)。阿达木单抗组达到 PASI - 90 和 PASI - 100 的患者比例也显著高于安慰剂组(PASI - 90:55.6% *vs.* 3.4%;PASI - 100:13.3% *vs.* 1.1%)。此外,对于其他次要终点指标,如达到 PGA "清除"或"基本清除"(PGA 0/1)的患者比例、DLQI 分值的改变等,阿达木单抗组也均显著高于安慰剂组。

在 B 阶段,A 阶段阿达木单抗组的 PASI - 75 应答率在 24 周内稳定维持,而 A 阶段安慰剂组的 PASI - 75 应答率在第 24 周上升至与阿达木单抗组一致(图 5 - 3)。

该研究证实,阿达木单抗治疗中国人群中重度斑块状银屑病有效,且疗效可稳定持续到第 24 周。

二、对 PsA 的疗效

ADEPT 研究是一项关键性随机双盲安慰剂对照试验,旨在评估阿达木单抗治疗中重度 PsA 的疗效和安全性。

研究共纳入 315 名中重度活动性 PsA 患者,根据患者的既往 MTX 治疗史和银屑病严重程度(BSA<3% 或≥3%)归类,之后按照 1 : 1 的比例随机分组,分别给予阿达木单抗 40 mg EOW 和相匹配剂量的安慰剂治疗。主要疗效终点为第 12 周时 ACR - 20 的应答率和第 24 周时反映手足影像学结构损害的改良的 Sharp 总分(modified total sharp score, mTSS)的变化。一个重要的次要疗

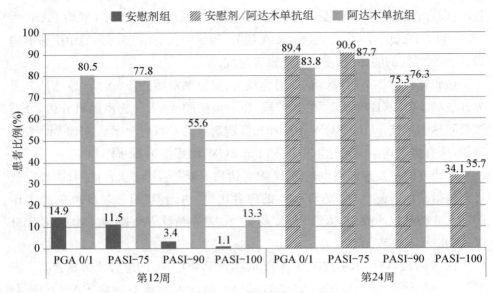

图 5－3　阿达木单抗治疗银屑病的中国关键性试验疗效评估

效终点是达到 PASI－50 和 PASI－75 的患者比例(用于评估银屑病皮损的改善)。

第12周时,阿达木单抗组和安慰剂组达到 ACR－20 的患病比例分别为 58%和 14%(图 5－4)。阿达木单抗联合 MTX 治疗组与阿达木单抗单药治疗

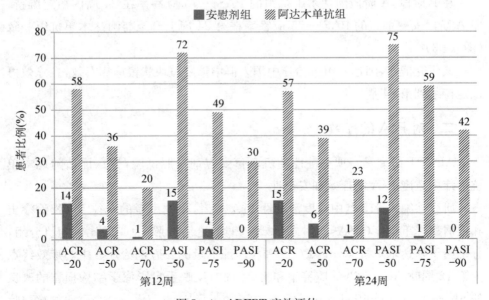

图 5－4　ADEPT 疗效评估

组在 ACR－20/50/70 的应答率方面没有显著差异。影像学检查也显示阿达木单抗对手足影像学结构损伤的抑制作用,第 24 周时,阿达木单抗组的 mTSS 改变为－0.2 分,而安慰剂组为 1.0 分。

基线时,安慰剂组和阿达木单抗组的银屑病皮损的严重程度相似。第 24 周时,阿达木单抗组和安慰剂组达到 PASI－75 改善的患者比例分别为 59% 和 1%。

ADEPT 研究显示,阿达木单抗可以显著改善 PsA 的关节炎症及皮肤型银屑病的皮肤损害。这使其突破性地成为 PsA 和皮肤型银屑病的潜在一线治疗药物。

第四节　安　全　性

阿达木单抗在大多数患者中耐受性良好,不良反应非常轻微。鉴于 TNF 在宿主防御中的作用,该药最需要警惕的不良反应是感染和恶性肿瘤。严重感染需谨防结核复发、脓毒血症、侵袭性真菌感染和机会性感染;恶性肿瘤需小心淋巴瘤和 NMSC。

在安慰剂对照临床试验中,阿达木单抗最常见的不良反应是注射部位反应,可表现为红斑、瘙痒、出血、疼痛或肿胀,分别见于 20% 的阿达木单抗组患者和 14% 的安慰剂组患者。这些反应通常是轻中度的,不需要停药。其他常见不良反应包括轻度的感染,如上呼吸道感染、鼻窦炎、头痛或皮疹。阿达木单抗属于妊娠类 B 类药物。

一、感染和恶性肿瘤的风险

多项研究已检验过生物制剂所致感染和恶性肿瘤的风险。PSOLAR(银屑病纵向评估和登记)旨在对使用不同药物治疗的银屑病患者进行长达 6 年的不良事件监测。登记处纳入正在接受不同疗法治疗的银屑病患者,但这些患者治疗方案的分配并非是随机的。与非 MTX 和非生物治疗相比,阿达木单抗和英夫利西单抗的严重感染率更高;与非 MTX 和非生物相比,乌司奴单抗和阿达木单抗治疗相关的发生严重感染的风险没有增加。

生物制剂疗法的安全性评估(safety assessment of biologic therapy,SABER)研究整合了来自 4 个大型美国数据库的关于自身免疫性疾病(RA、IBD、银屑病、PsA 和 AS)患者的数据,发现 TNF－α 抑制剂引起需要住院的 SIEs 的风险并不比非生物制剂高。研究还随访了癌症的发生,结果发现,与接受其他系统药物治疗的免疫性疾病患者相比,接受 TNF-α 抑制剂治疗的患者其恶性实体肿瘤的发生率没有增高。

二、ESPRIT 5 年监测登记

ESPRIT 监测登记是一个正在进行的为期 10 年的观察性上市后登记研究,旨在前瞻性地评估使用阿达木单抗治疗的长期安全性和有效性。据 2015 年 7 月公布的 5 年数据显示,既往的试验未出现新的安全警戒信号。

纳入标准为:年龄≥18 周岁,慢性斑块状银屑病患者,在进入登记研究后 4 周内开始阿达木单抗治疗,在这之后不可中断治疗超过 70 d,或参加"供养试验"(阿达木单抗临床试验),在完成该试验后再继续使用该药至少 70 d。主要研究 2 个人群:全体治疗人群(在研究期间至少接受 1 剂阿达木单抗治疗的患者群)和新处方人群(在入组后 4 周内接受阿达木单抗首剂治疗的患者群)。除阿那白滞素、阿巴西普或其他生物制剂外,患者可继续其他疗法。

在研究期间,患者总计暴露于阿达木单抗 19 242.8 PY,而前 5 年的暴露量为 12 999.9 PY(表 5-3)。5 年内,全体治疗人群和新处方人群中的停药率分别为 10.6% 和 13.1%,最常见的原因是失访。发生严重的治疗期间出现的不良事件(treatment-emergent adverse events, TEAEs)的概率为的 4.3/100 PY,其中最严重的 TEAE 是感染(1/100 PY)。此外,MI 是导致死亡的最常见事件(<0.1 事件/100 PY)。

ESPRIT 5 年登记研究结果显示,随着阿达木单抗暴露量的增加,严重的TEAEs 和感染的发生率下降,与依那西普 OBSERVE-5 登记研究结果相似。

表 5-3　来自 ESPRIT 登记研究的治疗期间出现的不良事件

	<1 年 (PY=493.4) (n=953)	1~3 年 (PY=3 999.9) (n=2 029)	3~5 年 (PY=8 506.6) (n=2 109)	>5 年 (PY=6 242.9) (n=968)	全部事件 (总 PY= 19 242.8) (n=6 059)
TEAEs					
总数	280*(56.7**)	612(15.3)	988(11.6)	2 393(38.3)	4 273(22.2)
导致死亡	8(1.6)	10(0.3)	7(<0.1)	2(<0.1)	27(0.1)
严重的 TEAEs					
总数	116(23.5)	219(5.5)	325(3.8)	167(2.7)	827(4.3)

续 表

	<1年 (PY=493.4) (n=953)	1～3年 (PY=3 999.9) (n=2 029)	3～5年 (PY=8 506.6) (n=2 109)	>5年 (PY=6 242.9) (n=968)	全部事件 (总PY=19 242.8) (n=6 059)
严重感染	30(6.1)	58(1.5)	64(0.8)	36(0.6)	188(1.0)
≥20例的事件					
蜂窝织炎	8(1.6)	9(0.2)	4(<0.1)	5(<0.1)	26(0.1)
肺炎	4(0.8)	5(0.1)	9(0.1)	6(0.1)	24(0.1)
MI	5(1.0)	4(0.1)	8(0.1)	3(<0.1)	20(0.1)
SCC	0(0.0)	2(0.1)	11(0.1)	7(0.1)	20(0.1)
导致停药的TEAEs					
总数	149(30.2)	125(3.1)	100(1.2)	14(0.2)	388(2.0)
≥5例的事件					
MI	3(0.6)	3(<0.1)	1(<0.1)	1(<0.1)	8(<0.1)
药物过敏	4(0.8)	0(0.0)	1(<0.1)	0(0.0)	5(<0.1)
支气管炎	1(0.2)	5(0.1)	1(<0.1)	0(0.0)	7(<0.1)
蜂窝织炎	3(0.6)	3(<0.1)	1(<0.1)	0(0.0)	7(<0.1)
肺炎	2(0.4)	5(0.1)	4(<0.1)	0(0.0)	11(<0.1)
关节痛	2(0.4)	2(<0.1)	1(<0.1)	0(0.0)	5(<0.1)
头痛	4(0.8)	2(<0.1)	0(0.0)	0(0.0)	6(<0.1)
银屑病	13(2.6)	17(0.4)	8(<0.1)	1(<0.1)	39(0.2)
特别关注的TEAEs					
-心脑血管疾病					
脑血管疾病	2(0.4)	5(0.1)	10(0.12)	9(0.1)	26(0.1)
CHF	2(0.4)	3(<0.1)	6(<0.1)	1(<0.1)	12(<0.1)
MI	5(1.0)	4(0.1)	8(<0.1)	3(<0.1)	20(0.1)
-恶性肿瘤					
总数	15(3.0)	33(0.8)	76(0.89)	54(0.9)	178(0.9)
淋巴瘤	0(0.0)	0(0.0)	2(<0.1)	0(0.0)	2(<0.1)
肝、脾、T细胞淋巴瘤	0(0.0)	0(0.0)	0(0.0)	0(0.0)	0(0.0)
NMSC	4(0.8)	15(0.4)	50(5.9)	43(0.7)	112(0.6)
白血病	0(0.0)	0(0.0)	0(0.0)	0(0.0)	0(0.0)
黑色素瘤	4(0.8)	1(<0.1)	3(<0.1)	2(<0.1)	10(<0.1)
其他	7(1.4)	17(0.4)	21(2.5)	10(0.2)	55(0.3)

续　表

	<1 年 (PY＝493.4) (n＝953)	1～3 年 (PY＝3 999.9) (n＝2 029)	3～5 年 (PY＝8 506.6) (n＝2 109)	>5 年 (PY＝6 242.9) (n＝968)	全部事件 (总 PY＝ 19 242.8) (n＝6 059)
-感染相关					
感染	69(14.0)	215(5.4)	337(4.0)	864(13.8)	1 485(7.7)
口腔念珠菌病	0(0.0)	5(0.1)	0(0.0)	3(<0.1)	8(<0.1)
机会性感染	0(0.0)	0(0.0)	1(<0.1)	0(0.0)	1(<0.1)
活动性结核	0(0.0)	2(<0.1)	1(<0.1)	0(0.0)	3(<0.1)
潜伏性结核	1(0.2)	7(0.2)	4(<0.1)	3(<0.1)	15(<0.1)

Menter A', Thaçi D, Papp KA, et al. Five-year analysis from the ESPRIT 10-year postmarketing surveillance registry of adalimumab treatment for moderate to severe psoriasis [J]. J Am Acad Dermatol, 2015,73(3):410－419. e6.

*:事件数；＊＊:发生率/100 PY＝事件数÷PY×100

三、来自临床试验的安全性数据

1. REVEAL 研究　在 REVEAL 研究中,分别对两组进行安全性和 AEs 的调查研究:①A 期患者(阿达木单抗组和安慰剂组);②全体阿达木单抗组(研究中至少接受过 1 剂阿达木单抗治疗的所有患者,表5-4)。

表5-4　来自 REVEAL 和 OLE 的安全性数据

AEs	A 期安慰剂组 PY＝120.7	A 期阿达木 单抗组 PY＝250.2	全体阿达木 单抗组 PY＝540.5	OLE PY＝2 043.8
总数	498*(412.6**)	1 155(461.6)	2 157(399)	5 009(245.1)
SAEs	7(5.8)	17(6.8)	33(6.1)	149(7.3)
SIEs	4(3.3)	7(2.8)	12(2.2)	30(1.5)
感染性 AEs	106(87.8)	315(125.9)	650(120.3)	N/A
导致退出研究的 AEs	15(12.4)	18(7.2)	42(7.8)	96(4.7)
特别关注的 AEs				
结核	0(0.0)	0(0.0)	1(0.19)	2(<0.1)
机会性感染	0(0.0)	0(0.0)	1(0.19)	5(0.24)
CHF	0(0.0)	1(0.4)	1(0.19)	6(0.29)
过敏反应	0(0.0)	1(0.4)	1(0.19)	12(0.59)
注射部位反应	26(21.5)	69(27.6)	92(17.0)	N/A

续　表

AEs	A 期安慰剂组 PY=120.7	A 期阿达木 单抗组 PY=250.2	全体阿达木 单抗组 PY=540.5	OLE PY=2 043.8
恶性肿瘤	1(0.83)	2(0.8)	2(0.37)	15(0.73)
NMSC	1(0.83)	4(0.16)	7(1.30)	17(0.83)
淋巴瘤	0(0.0)	0(0.0)	0(0.0)	0(0.0)
LLS	0(0.0)	0(0.0)	0(0.0)	0(0.0)
脱髓鞘疾病	0(0.0)	0(0.0)	0(0.0)	0(0.0)

Gordon K，Papp K，Poulin Y，et al. Long-term efficacy and safety of adalimumab in patients with moderate to severe psoriasis treated continuously over 3 years: results from an open-label extension study for patients from REVEAL [J]. J Am Acad Dermatol，2012,66(2):241-251.
＊:事件数;＊＊:发生率/100 PY = 事件数÷PY×100

在 A 期,阿达木单抗治疗组任一种 AEs 和非严重感染 AEs 的发生率都较安慰剂组高。两组间严重 AEs、严重感染和恶性肿瘤的发生率相当(均为 1.8%)。

在全体阿达木单抗组中,感染是最常见的 SAEs(软组织感染如蜂窝织炎和脓肿较常见)。有 1 例结核的报告:患者在未通知医生的情况下过早停用异烟肼预防性治疗结核。未见淋巴瘤、脱髓鞘综合征、LLS 或停药反跳的报告。

2. 开放标签延伸试验　与 REVEAL 研究的安全性和 AEs 数据相比,OLE 研究中严重感染的发生率与之相似,但导致阿达木治疗中断的 AEs 发生率相对较低。

有 5 例念珠菌感染和 2 例结核的报告。第 1 例结核发生于 1 名不依从潜伏性结核治疗的 40 岁男性患者,第 2 例结核发生于 1 名基线时 PPD 阴性且胸片正常的 36 岁男性患者。

有 2 例治疗中死亡(分别发生于 1 名合并冠状动脉疾病的 75 岁男性患者和 1 名死因不明的 47 岁男性患者)和 2 例阿达木单抗暴露分析后死亡(分别发生于 1 名死因为 MI 的 68 岁男性患者和 1 名死因不明的 61 岁女性患者)的报告。未见淋巴瘤、脱髓鞘疾病或 LLS 的报告。

3. CHAMPION 研究　CHAMPION 试验的安全性和 AEs 评估持续到最后一次治疗后 70d。阿达木单抗治疗组、MTX 治疗组和安慰剂组分别有 79 例 (73.8%)、89 例(80.9%)和 49 例(79.2%)患者报告 AEs。在该项研究中未见严重感染的报告,而且各组间的感染发生率也无显著差异。

SAEs 的发生率在各组间存在差异。阿达木单抗组报告 1 例胰腺炎和 1 例卵巢囊肿增大,MTX 组报告 1 例使用 MTX 后继发肝炎,安慰剂组报告 1 例右侧子宫盆底连接处结石。

8 名患者因 AEs 退出研究。其中,阿达木单抗组 1 例(转氨酶升高),MTX 组 6 例(上腹部疼痛、球后视神经炎、肝炎和 3 名肝功能异常)和安慰剂组 1 例(转氨酶升高)。未见 TB 或死亡的报告。

4. 阿达木单抗治疗银屑病的中国关键性试验 阿达木单抗治疗银屑病的中国关键性试验的安全性和 AEs 评估持续到最后一次治疗后 70d。共有 423 名患者完成了整个研究。

在 A 阶段,第 12 周时阿达木单抗组和对照组分别有 158 例(46.7%)和 33 例(37.9%)患者报告 AEs,分别有 3 例(3.4%)和 4 例(1.2%)患者报告 SAEs(安慰剂组 1 例银屑病加重、1 例银屑病性关节炎、1 例视网膜脱离;阿达木单抗组 1 例脑梗死、1 例骨折、1 例血尿、1 例 MI)。两组间的感染性 AEs 发生率相似(分别为 17.5% 和 16.1%),以轻中度感染如上呼吸道感染、鼻咽炎、咳嗽、口咽炎等最为常见。未见结核或机会性感染的报告。

在整个研究中,全体阿达木单抗组(所有接受过至少 1 剂阿达木单抗治疗的患者)共有 268 例(63.4%)报告 AEs,其中感染性 AEs 的发生率为 30.3%,多数为轻中度感染。有 15 例(3.5%)报告 SAEs,包括 2 例(0.5%)恶性肿瘤(1 例胃癌、1 例子宫内膜癌)。5 例(1.2%)报告 SIEs,包括 2 例结核(1 例患者基线时 PPD 和胸片正常,在治疗第 155 天出现淋巴结结核;另 1 例患者基线时 PPD 阴性,胸片异常但没有钙化结节或胸膜增厚等,在研究结束后第 196 天发生活动性结核)。

1 例患者在治疗中死亡(37 岁男性患者,CHF)。9 例(2.1%)患者因 AEs 退出研究。未见 NMSC、淋巴瘤或脱髓鞘疾病的报告。

该项研究中的 AEs 报告与已知的关于该药的安全性信息及该疾病人群中的潜在合并症一致,未发现新的安全性警戒信息。

第五节 注 意 事 项

皮肤科医生应特别关注既往有结核、恶性肿瘤、脱髓鞘疾病和 CHF 病史的银屑病患者,因为 TNF-α 同时也参与这类疾病的发病。

对阿达木单抗中活性成分或其他任何成分过敏者,患有脓毒血症或存在脓毒血症风险者,存在全身或局部活动性感染(如活动性结核、HBV再激活)者,患有严重的未控制的心血管疾病、肝脏疾病、肺脏疾病、肾脏疾病、其他自身免疫性疾病、恶性肿瘤、HIV感染的患者禁用该药。

轻度心力衰竭患者慎用,中重度心力衰竭患者禁用。

在使用阿达木单抗治疗的同时,必须严密监测患者是否出现新感染、结核或乙肝再激活等。一旦出现,应立即中断治疗直到上述病情得到控制。若在治疗期间出现血液系统异常、狼疮综合征症状且dsDNA抗体阳性,应立即停用。

一、感染

接受阿达木单抗治疗的患者发生严重感染(细菌、病毒、真菌和寄生虫)的风险升高,这在合并使用MTX、糖皮质激素或其他免疫抑制剂的患者以及患有潜在易感疾病的患者中更为显著(他们发生严重感染的风险更高)。不推荐阿达木单抗与阿巴西普或阿那白滞素(一种IL-1受体拮抗剂)同时使用,因为RA患者在该方案下发生严重感染的风险增加。

对于需要抗生素治疗的患者,在感染控制前不再给药,对于有严重感染或机会性感染的患者,应立即停药;对于存在全身或局部活动性感染的患者不应开始该药治疗;对于存在复发性/慢性感染的患者,在开始治疗前应讨论风险和益处。

二、结核

接受阿达木单抗治疗的患者罹患结核的风险以及发生潜伏性结核(肺结核和肺外结核)再激活的风险增加。应根据结核风险因素对患者进行评估,并在阿达木单抗治疗开始前和治疗期间筛查潜伏性结核。即便有卡介苗接种史,PPD筛查出现直径≥5 mm的硬结也被认为是阳性。

对于那些无法确认是否已完成足疗程抗结核治疗的既往有活动性或潜伏性结核病史的患者,以及具有结核感染风险因素但筛查阴性的患者,均应给予抗结核治疗。阿达木单抗治疗可在潜伏性结核患者接受预防性抗结核治疗1~2个月后启动,虽然预防性治疗并不能保证结核不再复发。疑难病例应咨询结核病专家。

三、机会性感染

机会性感染如曲霉病、芽生菌病、念珠菌病、组织胞浆菌病、军团菌病、李斯特菌病、球孢子菌病、隐球菌病和肺孢子菌感染等更可能在接受阿达木单抗治疗的患者中出现,并可能表现为播散性感染而非局限性感染。若有症状的患者曾在真菌病流行区域居住或旅行,在等待确诊报告前应考虑经验性抗真菌治疗。对于活动性组织胞浆菌感染者,其组织胞浆菌抗原和抗体的检测可能为阴性。

四、恶性肿瘤

接受阿达木单抗治疗的银屑病患者黑色素瘤和 NMSC 的发病率升高,这可能与患者在接受阿达木单抗治疗前或治疗中暴露于高剂量 PUVA 和(或)使用 CsA、MTX 或免疫抑制剂治疗有关。有恶性肿瘤病史的患者应采取特殊预防措施。

虽然已有个案报道显示,接受其他 TNF-α 抑制剂(依那西普、英夫利西单抗)的患者其淋巴瘤在停用生物制剂后痊愈,目前仍缺乏足够的证据表明阿达木单抗治疗会导致银屑病患者中淋巴瘤的发生率升高。而已被证实的是,银屑病患者罹患霍奇金淋巴瘤和皮肤 T 细胞淋巴瘤的风险较正常人群普遍升高。

五、乙型肝炎病毒再激活

TNF 被认为可以促进 HBV 的清除。若接受阿达木单抗治疗的患者发生 HBV 再激活,应立即停药并进行抗病毒治疗。

对于存在 HBV 再激活风险的患者,应在阿达木单抗治疗期间和停止治疗后 6 个月内监测 HBV 感染的症状和体征,并检测肝功能、HBsAg、HBeAg 和 HBV-DNA 拷贝数。目前,既没有关于对 HBV 携带者可否同时给予抗病毒治疗和阿达木单抗治疗的确切信息,也没有关于 HBV 再激活被控制后可否重新开始阿达木单抗治疗的确切信息。

六、多发性硬化症和脱髓鞘疾病

TNF-α 抑制剂与中枢神经系统脱髓鞘疾病(如 MS、视神经炎)和周围神经脱髓鞘疾病(如格林-巴利综合征)的新发或恶化有关。因此,对于本人或一级亲属有 MS 或其他脱髓鞘疾病病史的患者不应开始阿达木单抗治疗。据报道,TNF-α 抑制剂引起的不良神经系统事件可以通过停止该类药物的治疗来解决。

七、心力衰竭

两项随机对照试验 RENAISSANCE/RECOVER 和 ATTACH 显示，TNF-α 抑制剂与 CHF 预后的恶化呈剂量依赖性。对于那些在阿达木单抗治疗期间新发 CHF 或已罹患 CHF 但出现症状恶化的患者应停用该药。对于那些被诊断为 3 级或 4 级 CHF 或射血分数<50％的患者应避免使用阿达木单抗，而对于那些被诊断为 1 级或 2 级 CHF 的患者在启动 TNF-α 抑制剂治疗前应进行超声心动图检查。

八、药物性狼疮

阿达木单抗治疗可导致自身抗体的形成，尽管很少有患者出现临床症状。随着抗 TNF-α 治疗的启动，ANAs 和抗双链 DNA 抗体的产生可能预示着治疗即将失败。

研究发现，19％的接受阿达木单抗治疗的患者形成自身抗体。若患者出现狼疮综合征的体征和症状，皮肤科医生应评估循环 ANA 并停药。

九、血液系统异常

据报道，个别病例使用 TNF-α 抑制剂发生再生障碍性贫血、全血细胞减少、白细胞减少症和血小板减少症。患者若出现皮肤苍白、容易淤青、出血或持续发热等情况应立即就医。若患者有明显血液系统异常应停用阿达木单抗。

十、过敏反应

据报道，少数接受阿达木单抗治疗的患者发生过敏反应、血管神经性水肿、过敏性皮疹、固定性药疹、荨麻疹和非特异性药物反应。若患者出现这种情况，应立即停用阿达木单抗并给予对症治疗。

第六节 小 结 和 建 议

阿达木单抗通过与 TNF-α 结合阻断导致银屑病皮肤损害发生的炎症级联反应。阿达木单抗治疗银屑病和 PsA 的关键性临床试验包括 CHAMPION、REVEAL 和 ADEPT。多项研究显示，阿达木单抗治疗中重度斑块状银屑病安全有效。对于需要系统药物治疗或光疗的患者,阿达木单抗应该被视为一线治疗药物,因为它比 MTX 疗效更优越,并且对依那西普治疗失败的患者也有效。不同的患者对阿达木单抗的应答不一,连续不间断治疗可以提供最佳的皮损清除效果。虽然停用阿达木单抗通常不会引起疾病反弹,但重新开始该药治疗时,疗效会有所下降。加量治疗方案(从 40 mg EOW 增至 40 mg QW)适用于已对隔周治疗失去反应的患者。在用药过程中应注意不良反应的监测(见第二章第三节),特别是严重感染(如结核和机会性感染)、HBV 再激活和 NMSC。

第六章

乌司奴单抗

第一节　简　介

乌司奴单抗（Ustekinumab，Stelera ®）是一种人源化 IgG1/κ 单克隆抗体，可与 IL-12 和 IL-23 共有的 p40 亚基结合。乌司奴单抗在 2009 年 9 月获美国 FDA 批准上市，用于成人中重度斑块状银屑病的治疗。目前，该药经 FDA 批准的适应证标签包括成人（年龄≥18 周岁）中重度斑块状银屑病、成人活动性 PsA 和成人 CD。乌司奴单抗在我国的商品名为喜达诺®，于 2017 年 11 月 7 日获 NMPA 批准上市，适应证为成人（年龄≥18 周岁）中重度斑块状银屑病。需要指出的是，乌司奴单抗经 EMA 批准的用于治疗中重度斑块状银屑病的适应证标签适用于年龄≥12 周岁的患者。

乌司奴单抗治疗银屑病根据患者体重推荐剂量如下：①若患者体重≤100 kg，推荐剂量为 45 mg，于第 0 周、第 4 周及之后的每 12 周 SC 给药；②若患者体重＞100 kg，推荐剂量为 90 mg，于第 0 周、第 4 周及之后的每 12 周 SC 给药。若到第 28 周时患者仍对该药无应答，应考虑不再继续给药。

银屑病患者再次给药：若患者在维持治疗中断后出现疾病复发，可考虑再次给药。再次给药需重新开始诱导治疗，即先于第 0 周、第 4 周各给药 1 次，之后每 12 周给药 1 次（Q12W）。

乌司奴单抗针剂为手动预充式注射器包装，有 0.5 ml（45 mg）和 1.0 ml（90 mg）2 种规格（目前，国内只有 45 mg 装针剂）。患者经适当培训并通过皮肤科医师认定后可自行注射。推荐的注射部位包括腹部（脐周 5 cm 以外范围）、大腿中段前侧和上臂外侧。注射部位应每次轮换，注射时应避开皮肤异常区域及银屑病皮损处。乌司奴单抗的突出优点在于用药的低频性，这极大地提高了患者的依从性。对于那些很难坚持任何一种治疗的患者而言,1 年 4 次的维持治疗频率堪称完美。

乌司奴单抗的半衰期约为 21 d。单次给药后,血清浓度峰值出现在给药后的第 13.5 天(剂量为 45 mg)和第 7 天(剂量为 90 mg),在第 28 周达到稳态血药浓度,其代谢与内源性 IgG 非常相似(Fc 受体与 IgG 结合并携带其穿越细胞膜,之后在细胞内降解)。

第二节 作 用 机 制

乌司奴单抗是一种人源化 IgG1/κ 单克隆抗体。它可结合 IL−12 和 IL−23 共有的 p40 亚基,从而阻止它们与异二聚体 IL−12 受体亚基相互作用。IL−12 和 IL−23 是参与炎症和免疫应答的天然细胞因子。在转基因小鼠中,IL−12 的过表达与炎症性皮肤损害的发展有关。在银屑病患者中,皮损部位的 IL−12 的表达也高于非皮损部位。

IL−12 和 IL−23 主要通过抗原刺激树突细胞和巨噬细胞产生。IL−12 由 p40 和 p35 亚基组成,后者在银屑病皮损中大量表达;IL−12 受体由 IL−12RB1 和 IL−12R2 亚基组成。IL−12 与其受体结合后激活 JAK−STAT 信号通路,导致 T 细胞被分配到 Th1 通路并引起其效应物 IFN−γ 的下游分泌。

IL−23 由 p40 和 p19 亚基组成(两者均在皮损中大量表达)。IL−23 受体由 IL−12RB1 和 IL−23R 亚基组成。与 IL−12 相似,p40 与 IL−12RB1 结合,p19 与 IL−23R 结合,之后通过 JAK−STAT 信号通路,激活 STAT 3,引起 Th17 驱动的应答。

乌司奴单抗阻断 IL−12 和 IL−23 与自然杀伤细胞和 T 细胞表面 IL−12Rβ1 受体链(IL−12Rβ1/β2)和 IL−23(IL−12Rβ1/23R)受体复合物结合。体外模型显示乌司奴单抗可同等程度破坏 IL−12 和 IL−23 的作用,阻断 STAT3 和 STAT4 磷酸化,进而阻断 IFN−γ、IL−22 和 IL−17 的产生。

第三节 疗   效

一、对斑块状银屑病的疗效

与传统疗法相比,许多生物制剂已显示出其较好的疗效,乌司奴单抗也不例外。对银屑病患者疗效的评估通常采用 PASI、BSA、PGA 和 DLQI 的改善来进行。基于多项临床试验结果,乌司奴单抗被证实在中重度银屑病中的短期和长期疗效显著,是疗效最佳的银屑病生物制剂之一。

2 项多中心、随机、双盲、安慰剂对照研究(PHOENIX‐1 和 PHOENIX‐2)在 1 996 例中重度斑块状银屑病并适合接受光疗或系统治疗的患者中进行,评估了乌司奴单抗的安全性及疗效,是乌司奴单抗治疗银屑病的 2 项关键性试验。此外,1 项随机、对评价者设盲、活性药物对照研究(ACCEPT)在 903 例对 CsA、MTX 或 PUVA 应答不充分、无法耐受或有禁忌的中重度斑块状银屑病患者中进行,旨在比较乌司奴单抗和依那西普的疗效和安全性。

1. PHOENIX‐1 研究　PHOENIX‐1 是一项为期 5 年的Ⅲ期、多中心、随机、双盲、安慰剂对照前瞻性长期延伸试验,共纳入 766 例患者(其中 53%的患者对其他系统治疗无应答、无法耐受或有禁忌)。患者被按照 1∶1∶1 的比例随机分组,分别接受乌司奴单抗 45 mg、乌司奴单抗 90 mg 和安慰剂治疗。给药时间设定在第 0 周、第 4 周和之后的每 12 周(Q12W)。主要疗效终点是第 12 周时达到 PASI‐75 的患者比例。第 12 周时,最初接受安慰剂治疗的患者被按照 1∶1 的比例再次随机分组,分别接受乌司奴单抗 45 mg 和乌司奴单抗 90 mg 治疗。第 28 周时,对所有接受乌司奴单抗治疗的患者进行疗效评估:未达到 PASI‐50 的患者停止治疗;达到 PASI‐50 但未达到 PASI‐75 的患者增加给药频率至每 8 周 1 次(Q8W);达到 PASI‐75 的患者继续乌司奴单抗 Q12W 治疗。第 40 周时,最初接受安慰剂治疗的患者被转回安慰剂治疗,而最初接受乌司奴单抗治疗的患者中在第 12 周、第 28 周的 2 次疗效评估中均达到 PASI‐75 的患者被按照 1∶1 的比例再次随机分组,分别接受乌司奴单抗 Q12W 和安慰剂 Q12W 治疗。第 40 周时开始安慰剂治疗的患者在失去疗效 (PASI 改善程度下降 50%)后,重新开始先前剂量的乌司奴单抗治疗直至研究结束。

多数患者在第 1 次给药后的 2 wk 内即出现症状改善。第 12 周时,乌司奴单抗 45 mg 组和乌司奴单抗 90 mg 组分别有 67%($P<0.000\,1$)和 66%($P<0.000\,1$)的患者达到 PASI‐75,显著高于安慰剂组(3%)。此外,第 12 周时,乌司奴单抗 45 mg 组和乌司奴单抗 90 mg 组共有约 60%的患者 PGA 评分达到 "清除"或"基本清除(极轻度)"银屑病;第 28 周时,两组共有 50%的患者达到 PASI‐90。

第40周时,最初接受安慰剂治疗的患者被转回安慰剂治疗,而最初接受乌司奴单抗治疗的患者中在第12周、第28周的2次疗效评估中均达到PASI-75的患者被按照1:1的比例再次随机分组,分别接受乌司奴单抗Q12W和安慰剂Q12W治疗。第40周时开始安慰剂治疗的患者在PASI改善程度下降50%后,重新开始乌司奴单抗治疗直至研究结束。值得注意的是,退出治疗的患者没有报告银屑病反弹。患者疗效开始低于PASI-75的中位时间约为15 wk,而85%的患者在重新开始乌司奴单抗治疗后的12 wk内再次达到PASI-75。银屑病疗效评估还通过患者报告结局(patient-reported outcomes,PRO)这一指标进行。第12周时,接受乌司奴单抗治疗的患者中有50%的患者报告银屑病对其生活质量"没有影响"或"影响轻微"。上述疗效在继续接受治疗的患者中稳定持续,而在停止治疗的患者中逐渐下降。

2. PHOENIX-2研究　PHOENIX-2是一项为期5年的Ⅲ期、多中心、随机、双盲、安慰剂对照前瞻性长期延伸试验,前28 wk的研究设计与PHOENIX-1相同,共纳入1 230名患者(其中61%的患者对其他系统治疗无应答、无法耐受或有禁忌),旨在明确增加剂量是否能够使部分应答者的临床应答提高。"部分应答者"是指疗效介于PASI-50和PASI-75间的患者,他们在第28周时被按照1:1的比例再次随机分组,分别接受乌司奴单抗Q8W和乌司奴单抗Q12W治疗。第12周时,PHOENIX-2研究的数据与PHOENIX-1相似,乌司奴单抗45 mg组和乌司奴单抗90 mg组分别有63.1%和72%的患者达到PASI-75,显著高于安慰剂组。

在乌司奴单抗45 mg组和乌司奴单抗90 mg组中,分别有22%和15.8%的患者是部分应答者。第1年(第52周)时,与接受Q12W治疗的部分应答者相比,乌司奴单抗45 mg组中接受Q8W治疗的部分应答者并未显示出更好的疗效。然而,乌司奴单抗90 mg组中接受Q8W治疗的部分应答者出现PASI-75应答率的升高。这一发现促使研究人员在长期延伸研究阶段给予剂量方面的灵活性更高。接受乌司奴单抗45 mg Q12W治疗的患者可以先增加剂量至45 mg Q8W,然后再加量至90 mg Q8W。与之类似的,接受45 mg Q8W治疗的患者可以增加给药频率至90 mg Q8W;而接受90 mg Q12W治疗的患者可以增加剂量至90 mg Q8W。

随着时间的推移,接受乌司奴单抗治疗的大多数患者能够维持其临床应答。来自PHOENIX-1长期延伸研究阶段的数据显示,在所有受试人群中,63.4%

的接受乌司奴单抗 45 mg 治疗的患者和 72% 的接受乌司奴单抗 90 mg 治疗的患者在 5 年后仍维持 PASI-75 应答。与之类似的，来自 PHOENIX-2 的数据显示，患者在 244 周内维持了高水平的临床应答：乌司奴单抗 45 mg 组和乌司奴单抗 90 mg 组分别有 76.5% 和 78.6% 的患者达到 PASI-75，分别有 50.0% 和 55.5% 的患者达到 PASI-90。值得注意的是，在给药剂量和（或）频率调整后可观察到疗效的改善，这使得临床医生可以为他们的患者制订个体化治疗方案。在接受乌司奴单抗维持治疗的患者中，银屑病甲病在连续治疗 1 年左右得到改善（图 6-1）。

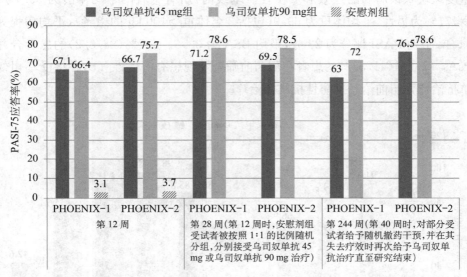

图 6-1 PHOENEX-1 和 PHOENEX-2 疗效评估

3. ACCEPT 研究　已有多项随机对照试验对比了乌司奴单抗与其他系统药物和生物制剂的疗效。活性比较物（CNTO1275/依那西普）治疗银屑病试验［(Active Comparator(CNTO1275/Enbrel)Psoriasis Trial，ACCEPT]是一项直接药物比较研究。该项研究证实乌司奴单抗治疗斑块状银屑病的疗效优于依那西普。PSOLAR 是一项前瞻性观察性研究，它将 3 种 TNF-α 抑制剂（阿达木单抗、英夫利西单抗和依那西普）与乌司奴单抗的安全性和有效性作比较。在第 6 月和第 12 月时，通过比较 BSA、PGA 和 PRO 的改善率，证实乌司奴单抗治疗斑块状银屑病比 TNF-α 抑制剂更有效。第 12 月时，乌司奴单抗组有 59.2% 的患者达到 PGA"清除"或"基本清除"（PGA 0/1），而阿达木单抗组、英夫利西单抗组和依那西普组则分别为 56.5％、42.0％和 57.6％达到 PGA"清除"或"基本清除"(PGA 0/1)。第 1 年时,乌司奴单抗组的 BSA 平均减少值为 16.3％,而英夫利西单抗组、依那西普组和阿达木单抗组的这一数据分别为 17.6％、13.8％和 12.3％;乌司奴单抗组的 DLQI 评分平均减少 7.5 分,而英夫利西单抗组、依那西普组和阿达木单抗组的这一数据分别为 6.9、5.4 和 4.9。

4. LOTUS 研究(乌司奴单抗中国关键性试验) LOTUS 是一项为期 36 周的Ⅲ期、多中心、随机、双盲、安慰剂对照试验,共纳入来自中国 14 个研究中心的 322 名中重度斑块状银屑病患者,旨在评估乌司奴单抗在中国人群中治疗中重度斑块状银屑病的疗效和安全性。基线时,所有患者的平均年龄为 39.7 周岁,77％为男性,平均体重为 69.9(包括 3 名体重＞100 kg 的患者),平均病程为 14 年,平均 PASI 评分为 23 分,平均 BSA 为 35％。8.7％(28/322)的患者合并 PsA,12.7％(41/322)的患者在用药前筛查发现患有潜伏性 TB,在接受乌司奴单抗治疗开始前给予预防性抗结核治疗。

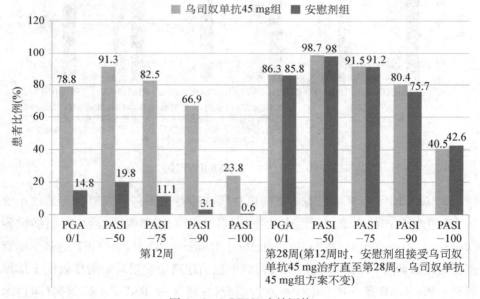

图 6-2 LOTUS 疗效评估

所有患者被按照 1∶1 的比例随机分组,分别在第 0 周和第 4 周接受乌司奴单抗 45 mg 和相匹配剂量的安慰剂治疗。第 12 周时,安慰剂组交叉为乌司奴单抗 45 mg 治疗,而乌司奴单抗组给予 1 剂安慰剂 SC 以保持研究的盲性。第 16

周起,所有患者均接受乌司奴单抗 45 mg Q12W 治疗直至第 28 周。主要观察终点是第 12 周时达到 PASI - 75 的患者比例。次要观察终点是第 12 周时达到 PGA 0/1 的患者比例和第 12 周时 DLQI 较基线降低≥5 的患者比例。疗效评估持续到第 28 周,安全性评估持续到第 36 周。

乌司奴单抗组皮损改善在第 4 周时即已出现,PASI - 75 应答率为 22.5%,显著高于安慰剂组(1.2%,$P<0.001$)。第 12 周时,乌司奴单抗组有 82.5% 的患者达到 PASI - 75,显著高于安慰剂组(11.1%,$P<0.001$)。第 12 周时,乌司奴单抗组和安慰剂组分别有 66.9% 和 3.1% 的患者达到 PASI - 90($P<0.001$),分别有 23.8% 和 0.6% 的患者达到 PASI - 100($P<0.001$)。

第 12 周时,乌司奴单抗组和安慰剂组分别有 78.8% 和 14.8% 的患者达到 PGA 0/1($P<0.001$)。此外,患者报告的结果也有显著的改善:乌司奴单抗组和安慰剂组 DLQI 评分较基线时平均改善−9.3 和−1.9($P<0.001$)。

第 12 周以后,乌司奴单抗组的 PGA 0/1 应答率持续上升,到第 20 周时达到最高(86.9%),并且疗效在 28 周内稳定维持。

第 28 周时,乌司奴单抗组的 PGA 0/1 应答率为 86.3%,而安慰剂交叉乌司奴单抗组亦有 85.8% 的患者达到 PGA 0/1。第 28 周时,两组 DLQI 评分较基线时平均改善−10.7 和−9.9。

LOTUS 研究证实,乌司奴单抗在中国人群中治疗中重度斑块状银屑病安全、高效,与既往的全球研究结果一致。

5. 影响疗效的因素 尽管乌司奴单抗已被证实对银屑病有效,但仍有一部分患者应答不足。导致疗效不佳的原因目前尚不清楚,但较重的患者相对难治,有确凿的证据显示体质指数(body mass index,BMI)影响银屑病的发病率、严重程度和生物制剂疗效。PHOENIX - 2 研究者指出,那些需要增加乌司奴单抗剂量的患者体重更重、疾病严重程度更重,并且更有可能患有合并症。那些最初被随机分配到 45 mg 组的体重＞100 kg 的患者需要调整剂量的比例最高。临床和药代动力学数据支持患者接受 90 mg 剂量(＞100 kg);在 2 种剂量组中均发现较重患者的药物血清浓度较低。根据药品说明书,对于体重≤100 kg 的患者,推荐给药剂量为 45 mg;而对于体重＞100 kg 的患者,推荐给药剂量为 90 mg。

在 PHOENIX - 2 研究中,与无应答者相比,更多部分应答者已经历过至少 1 种传统系统药物或生物制剂治疗失败。在一些临床试验中,与没有接受过生物制剂治疗的患者相比,既往使用过 TNF-α 抑制剂的患者其 PGA 和 BSA 改善较差。

PSOLAR 再次强调了体重对生物制剂疗效的影响;低体重患者的疗效优于高体重患者。疾病严重程度与 BSA 的大幅减低和低 PGA 应答有关。PSOLAR 证实,与未接受过生物制剂治疗的患者相比,乌司奴单抗在先前接受过 TNF-α 抑制剂治疗的患者中疗效较低,而在先前接受过乌司奴单抗的患者中疗效不受影响。

二、对掌跖银屑病的疗效

掌跖银屑病(palmar plantar psoriasis,PPP)是一种致残的、引起功能丧失的银屑病,其皮损特征是掌跖部位伴或不伴无菌性脓疱和裂隙的斑块合并掌跖外呈特征性分布的银屑病斑块。与掌跖未受累的银屑病患者相比,PPP 患者的疼痛更明显且病死率增加,使用常规药物治疗非常困难。

1 项为期 24 wk 的开放性研究评估了乌司奴单抗在中重度 PPP 患者中的安全性和有效性。20 位患者在第 0 周、第 4 周和第 16 周接受乌司奴单抗 45 mg(体重≤100 kg)或乌司奴单抗 90 mg(体重>100 kg)SC 治疗。在第 16 周时,有 7 位患者达到 PGA 0/1。治疗 16 wk 后,9 位接受 90 mg 剂量治疗的患者中有 6 位达到 PGA 0/1,而 11 位接受 45 mg 剂量治疗的患者中只有 1 位达到 PGA 0/1。

三、对儿童银屑病的疗效

乌司奴单抗已被证实治疗儿童银屑病安全有效。CADMUS 研究是一项Ⅲ期、多中心、随机、双盲、安慰剂对照试验,共纳入 110 名年龄为 12~17 周岁的男性和女性患者。患者被随机分为 3 组,分别接受按体重调整的标准剂量[0.75 mg/kg(<60 kg)、45 mg(60~100 kg)、90 mg(>100 kg)]乌司奴单抗、半标准剂量[0.375 mg/kg(<60 kg)、22.5 mg(60~100 kg)、45 mg(0~100 kg)]乌司奴单抗治疗和安慰剂治疗。乌司奴单抗组在第 0 周、第 4 周和之后的每 12 周给药;安慰剂组第 0 周和第 4 周给予安慰剂治疗,第 12 周时交叉为标准剂量或半标准剂量乌司奴单抗治疗。

第 4 周时,半标准剂量组和标准剂量组均有约 1/3 的患者达到“清除”或“基本清除”(PGA 0/1)。第 12 周时,半标准剂量组和标准剂量组分别有 67.6% 和

69.4%的患者达到 PGA 0/1,分别有 54.1%和 61.1%的患者达到 PASI - 90。在第 12 周以后的各个观察时点,标准剂量组的临床应答均优于半标准剂量组。调整剂量为 0.75 mg/kg 的药代动力学和疗效日期适用于体重<60 kg 的患者。本研究中的 AEs 在各个治疗组中是相似的,没有观察到剂量效应。

四、对银屑病性关节炎的疗效

研究发现,IL - 12、IL - 23 和 IL - 17 在 PsA 的滑膜改变中起关键性作用。治疗药物包括 NSAIDs、DMARDs 和 TNF - α 抑制剂。一些研究评估了乌司奴单抗在银屑病性关节炎中的疗效和安全性。临床疗效通过 ACR - 20 来衡量。

一项Ⅲ期、多中心、随机、双盲、安慰剂对照试验评估了乌司奴单抗在 PsA 中的疗效和安全性。615 名患者被按照 1∶1∶1 的比例随机分组,分别接受乌司奴单抗 45 mg、乌司奴单抗 90 mg 和安慰剂治疗,50%接受乌司奴单抗治疗的患者同时接受 MTX 治疗。乌司奴单抗治疗组的 ACR - 20 应答率显著高于安慰剂组,表现为患者的皮损、指趾炎、附着点炎和 CRP 所反映的疾病活动度均得到明显改善。该研究证明乌司奴单抗在 PsA 中的疗效不依赖 MTX 的使用。

另一项Ⅲ期随机对照试验评估了乌司奴单抗可以有效治疗先前已接受过 TNF - α 抑制剂治疗的 PsA 患者。研究者强调,乌司奴单抗可有效治疗已接受过 TNF - α 抑制剂治疗的 PsA,但疗效逊于未接受过生物制剂治疗者。

这 2 项研究均为期 2 年,提供了乌司奴单抗治疗 PsA 安全有效的临床和影像学证据。

第四节 安 全 性

一、安全性

乌司奴单抗一直被认为是治疗银屑病最安全的的生物制剂。PHOENIX - 1、PHOENIX - 2 和 ACCEPT 研究是乌司奴单抗治疗银屑病长期安全性数据的重要来源。研究发现,乌司奴单抗组和安慰剂组在总体 AEs 方面无统计学差异。大多数上报的 AE 是鼻咽炎、上呼吸道感染、头痛和关节痛。在 PHOENIX - 1 和 PHOENIX - 2 试验之后多年,依然没有出现提示终末器官累积毒性的证据。乌司奴单抗自身抗体发生率很低。1 例患者报告了可逆性后部脑病综合征;但未见脱髓鞘疾病的报告。

理论上讲,阻断 IL - 12 和 IL - 23 可能会导致病毒、细菌和真菌易感体质。在随机安慰剂对照阶段,乌司奴单抗组和对照组的感染率和严重感染率没有显著性差异。乌司奴单抗组的严重感染率与采用传统的系统药物治疗银屑病的预期相当。虽然 TNF - α 抑制剂使患者发生潜伏性结核再激活的风险增加,但乌司奴单抗未显现这一风险。

在安慰剂对照阶段,乌司奴单抗组与安慰剂组在感染、严重感染和恶性肿瘤的发生率方面没有显著性差异。乌司奴单抗组中除 NMSC 外的恶性肿瘤发生率与普通人群中的预期发生率一致,这表明乌司奴单抗不会增加恶性肿瘤的发生率。在超过 12 000 例患者(40 388 PY)的 PSOLAR 研究中发现,恶性肿瘤总发病率(0.68/100 PY)、严重感染率(1.6/100 PY)和病死率(0.93/100 PY)显著低于其他生物制剂。最常见的严重感染类型是肺炎和蜂窝织炎。PSOLAR 显示,与非生物治疗相比,阿达木单抗和英夫利西单抗引发严重感染的风险较高,而乌司奴单抗和依那西普不会导致更高的严重感染风险。

早期研究显示,与安慰剂组相比,IL - 12/23 抑制剂组发生 MACEs 的风险更高。但 PSOLAR 的结果显示,乌司奴单抗组的 MACEs 发生率(0.33/100 PY)显著低于其他生物制剂组。2 项大型 meta 分析评估了接受 IL - 12/23 抑制剂治疗的患者的 MACEs 风险,得出了与之相反的结论。Reich 等通过分析 3 000 名接受乌司奴单抗治疗的患者发现,与普通人群或银屑病患者群相比,接受乌司奴单抗治疗的患者群的 MACEs 风险并没有增加。

二、注意事项

在使用乌司奴单抗前一定要筛查结核和乙肝,根据患者的个体情况给予最合适的应对方案和治疗建议(参考第二章第三节),活动性结核和 HBV 感染高度活动期患者禁用该药。对乌司奴单抗中活性成分或其他任何成分过敏者,有严重的心血管疾病、恶性肿瘤、HIV 感染,或近期接受过活病毒或者活菌疫苗接种的患者不推荐使用。在使用乌司奴单抗治疗银屑病的同时,皮肤科医生应对患者进行严密监测,避免药物不良反应。一旦出现严重不良反应,应立即中断治疗。乌司奴单抗属于妊娠 B 类药物。

第五节 小结和建议

乌司奴抗治疗银屑病的关键性临床试验包括 PHOENIX－1、PHOENIX－2、ACCEPT 和 LOTUS。多项研究显示,乌司奴单抗是一种非常安全有效的药物,推荐用于中重度斑块状银屑病的治疗。由于该分子针对 IL－12 和 IL－23 共有的 p40 亚基,因此,它比早期的生物制剂针对性更强,从理论上讲,可以减少对免疫系统的抑制。出生时存在 IL－12Rβ1 缺陷的个体易感染分枝杆菌和沙门菌,但不会导致其他机会性感染的增加。在临床研究中,乌司奴单抗组未见上述感染的增加,也未见其他免疫抑制的信号。

与目前所有生物制剂相比,每 12 周 1 次给药是其突出优势,这可能是较多患者愿意持续使用该药的原因。乌司奴单抗可用作中重度斑块状银屑病的一线治疗药物。该药高效、安全,给药频率低,有助于提高患者的满意度和依从性。

第七章

司库奇尤单抗

第一节　简　介

司库奇尤单抗(Secukinumab，Cosentyx ®)是一种重组全人源 IgG1/κ 单克隆抗体,可选择性结合 IL-17A。2015 年 1 月 21 日,司库奇尤单抗获美国 FDA 批准上市,用于成人中重度斑块状银屑病的治疗。目前,该药经 FDA 批准的适应证标签包括成人(年龄≥18 周岁)中重度斑块状银屑病、成人活动性 PsA 和成人活动性 AS。司库奇尤单抗在我国的商品名为可善挺 ®,于 2019 年 3 月 31 日获 NMPA 批准上市,适应证为成人(年龄≥18 周岁)中重度斑块状银屑病。

司库奇尤单抗治疗中重度斑块状银屑病的推荐剂量为 300 mg,在第 0、1、2、3、4 周 SC 给药作为诱导治疗,之后每 4 周 1 次(Q4W)给予相同剂量作为维持治疗。部分患者对 150 mg 的给药剂量也有足够的应答。

司库奇尤单抗的包装有 3 种:瓶装冻干粉、手动预充式注射器和自动注射笔(目前,国内只有手动注射器包装),均为单次使用的 150 mg 规格包装,需在 2～8℃冰箱中储存。患者经适当培训并通过皮肤科医师认定后可自行使用手动注射器或自动注射笔进行注射。推荐的注射部位包括腹部(脐周 5 cm 以外范围)、大腿中段前侧和上臂外侧。注射部位应每次轮换,注射时应避开皮肤异常区域及银屑病皮损处。

司库奇尤单抗血清浓度峰值大约出现在首次给药后的第 6 天,若按照推荐方案给药,在第 28 周时达到稳态血药浓度,半衰期为 27 d。在单次给药 300 mg 后的第 1 周和第 2 周,银屑病皮损和非皮损处的组织液药物浓度为血清药物浓度的 27%～40%。

第二节　作　用　机　制

司库奇尤单抗是一种重组全人源 IgG1/κ 单克隆抗体,可高亲和力的、选择性地结合、中和 IL-17A。IL-17A 是一种天然存在的促炎性细胞因子,与多种慢性炎症性疾病相关,在斑块状银屑病的发病中起重要作用。银屑病皮肤损害中 IL-17A 的来源包括 Th17 细胞、肥大细胞和中性粒细胞。IL-17A 上调靶细胞(包括内皮细胞、成纤维细胞和角质形成细胞)中炎症相关基因的表达,并导致细胞因子、趋化因子、抗菌肽以及有助于维持皮肤炎症的其他介质的释放。

Th17 和 IL-17A 在银屑病皮损中的表达水平较高,可以激活角质形成细胞,导致异常分化和增殖,角质形成细胞驱动的血管生成因子和趋化因子。炎症细胞的进一步募集和炎症因子的协同作用为炎症和角质形成细胞介导的银屑病表皮改变(如棘层肥厚、角化过度和角化不全)建立了一个正反馈回路。司库奇尤单抗通过拮抗 IL-17A 阻断疾病的发生,使银屑病皮肤损害在组织学上趋向正常或几乎正常,从而起到清除皮损的作用。

第三节　疗　　效

一、对斑块状银屑病的疗效

司库奇尤单抗已被证实是治疗中重度斑块状银屑病的高效药物,以给药剂量为 300 mg 时疗效最佳。4 项Ⅲ期、随机、双盲、安慰剂对照试验(ERASURE、FIXTURE、JUNCTURE 和 FEATURE)评估了司库奇尤单抗 2 种剂量方案(300 mg 和 150 mg)治疗斑块状银屑病的疗效和安全性。主要终点为第 12 周时 PASI-75 的应答率和研究者总体评估(investigator global assessment,IGA)达到"清除"或"基本清除"(即 IGA 0/1)的应答率(表 7-1,图 7-1)。

纳入标准为:年龄≥18 周岁,随机分组前确诊为斑块状银屑病≥6 个月,BSA≥10%、IGA≥3、PASI≥12,适合接受光疗或系统性治疗的患者。

排除标准为:慢性斑块状银屑病以外的其他类型银屑病,正在进行某些银屑病药物治疗的,患有活动性或持续性炎症性疾病或者慢性或复发性传染性疾病,

表7-1 司库奇尤单抗4项Ⅲ期试验第12周疗效评估

	ERASURE			FIXTURE			
	司库奇尤单抗300 mg组(%) (n=245)	司库奇尤单抗150 mg组(%) (n=244)	安慰剂组(%) (n=246)	司库奇尤单抗300 mg组(%) (n=323)	司库奇尤单抗150 mg组(%) (n=327)	依那西普组(%) (n=323)	安慰剂组(%) (n=324)
IGA 0/1	65.3[a]	51.2[a]	2.4	62.5[a,b]	51.1[a,b]	27.2	2.8
PASI-75	81.6[a]	71.6[a]	4.5	77.1[a,b]	67.0[a,b]	44	4.9
PASI-90	59.2[a]	39.1[a]	1.2	54.2[a,b]	41.9[a,b]	20.7	1.5
PASI-100	28.6[a]	12.8[a]	0.8	24.1[b]	14.4[b]	4.3	0

	FEATURE			JUNCTURE		
	司库奇尤单抗300 mg组(%) (n=59)	司库奇尤单抗150 mg组(%) (n=59)	安慰剂组(%) (n=59)	司库奇尤单抗300 mg组(%) (n=60)	司库奇尤单抗150 mg组(%) (n=61)	安慰剂组(%) (n=61)
IGA 0/1	69.0[a]	52.5[a]	0	73.3[a]	53.3[a]	0
PASI-75	75.9[a]	69.5[a]	0	86.7[a]	71.7[a]	3.3
PASI-90	60.3[a]	45.8[a]	0	55.0[a]	40.0[a]	0
PASI-100	43.1[a]	8.5	0	26.7	16.7	0

1) Langley RG, Elewski BE, Lebwohl M, et al. Secukinumab in plaque psoriasis-results of two phase 3 trials [J]. N Engl J Med, 2014,371(4):326-338.
2) Paul C, Lacour JP, Tedremets L, et al. Efficacy, safety and usability of secukinumab administration by autoinjector/pen in psoriasis: a randomized, controlled trial (JUNCTURE)[J]. J Eur Acad Dermatol Venereol, 2015,29(6):1082-1090.
3) Blauvelt A, Prinz JC, Gottlieb AB, et al. Secukinumab administration by pre-filled syringe: efficacy, safety and usability results from a randomized controlled trial in psoriasis (FEATURE)[J]. Br J Dermatol, 2015,172(2):484-493.
[a] 与安慰剂比较,$P<0.001$; [b] 与依那西普比较,$P<0.001$

有 TB 感染证据、HIV 感染、HBV 或 HCV 感染的,患有潜在免疫功能低下疾病、淋巴组织增生性疾病、恶性肿瘤或恶性肿瘤病史≤5 年或严重疾病的,妊娠期或哺乳期妇女以及在研究期间不愿意使用有效避孕措施的育龄期妇女。

在 4 项研究纳入的全体患者中,79%的患者从未接受过生物制剂治疗,45%的患者既往非生物制剂治疗失败,6%的患者既往 TNF-α 抑制剂治疗失败,2%的患者既往 IL-12/23 抑制剂治疗失败。除此之外,各组患者在基线中位 PASI 评分、基线 IGA 评分范围(中度至重度)、基线中位 BSA(≥27)和中位 DLQI 评分等方面基本一致。

1. ERASURE 研究和 FIXTURE 研究　在 ERASURE 研究中,738 名患者被按照 1∶1∶1 的比例随机分组,分别接受司库奇尤单抗 300 mg、司库奇尤单抗 150 mg 和安慰剂治疗,给药时间为第 0、1、2、3、4 周和之后的每 4 周,直到第 48 周。在 FIXTURE 研究中,1 308 名患者被按照 1∶1∶1∶1 的比例随机分组,分别接受司库奇尤单抗 300 mg、司库奇尤单抗 150 mg、依那西普和安慰剂治疗。依那西普组的给药方案为前 12 wk 50 mg BIW,12 wk 以后 50 mg QD,其他 3 组的方案同 ERASURE 研究。第 12 周时,两项研究安慰剂组中的无应答者被按照 1∶1 的比例再次随机分组,分别交叉至司库奇尤单抗 300 mg 和司库奇尤单抗 150 mg 治疗,给药时间为第 12、13、14、15、16 周和之后的每 4 周。每项研究包括 12 wk 的诱导期(第 0~12 周)和 40 周的维持期(第 12~52 周)。

在 ERASURE 研究中,司库奇尤单抗 300 mg 组和司库奇尤单抗 150 mg 组分别有 81.6%和 71.6%的患者在第 12 周达到 PASI-75,显著高于安慰剂组(4.5%,$P<0.001$);分别有 65.3%和 51.2%的患者达到 IGA 0/1,显著高于安慰剂组(2.4%,$P<0.001$)(表 7-1)。

在 FIXTURE 研究中,司库奇尤单抗 300 mg 组和司库奇尤单抗 150 mg 组分别有 77.1%和 67.0%的患者在第 12 周达到 PASI-75,显著高于依那西普组(44%,$P<0.001$)和安慰剂组(4.9%,$P<0.001$);分别有 62.5%和 51.1%的患者达到 IGA 0/1,显著高于依那西普组(27.2%,$P<0.001$)和安慰剂组(2.8%,$P<0.001$)(表 7-1)。

在这 2 项试验中,连续治疗可使大多数患者在 52 周内保持高应答水平。第 12~52 周,司库奇尤单抗 300 mg 组和司库奇尤单抗 150 mg 组的 PASI-75 应答率分别为 80.5%~84.3%和 72.4%~82.2%(表 7-2)。

表 7 - 2 ERASURE 和 FIXTURE 第 52 周疗效评估

	ERASURE(第 12～52 周)			FIXTURE(第 12～52 周)			
	司库奇尤单抗 300 mg 组(%) (n=245)	司库奇尤单抗 150 mg 组(%) (n=244)	安慰剂组	司库奇尤单抗 300 mg 组(%) (n=323)	司库奇尤单抗 150 mg 组(%) (n=327)	依那西普组(%) (n=323)	安慰剂组
IGA 0/1	74.4	59.2	NE	79.7	67.7	56.8	NE
PASI - 75	80.5	72.4	NE	84.3	82.2	72.5	NE

Langley RG, Elewski BE, Lebwohl M, et al. Secukinumab in plaque psoriasis-results of two phase 3 trials [J]. N Engl J Med, 2014,371(4):326-338.

NE—未评估

2. FEATURE 研 究 和 JUNCTURE 研 究　　FEATURE 研 究 和 JUNCTURE 研究分别评估预充式手动注射器和自动注射笔在司库奇尤单抗治疗中的安全性、耐受性和实用性,并在第 12 周时同样也证明了司库奇尤单抗治疗银屑病的疗效优于安慰剂。两项研究分别纳入 177 例和 182 例患者。每项研究中的患者被按照 1:1:1 的比例随机分组,分别接受司库奇尤单抗 150 mg、司库奇尤单抗 300 mg 和安慰剂治疗。给药时间为第 0、1、2、3、4 周和之后的每 4 周。

在 FEATURE 研究中,采用预充式手动注射器给予患者司库奇尤单抗 300 mg 或 150 mg 治疗。第 12 周时,司库奇尤单抗 300 mg 组和司库奇尤单抗 150 mg 组分别有 75.9% 和 69.5% 的患者达到 PASI - 75 应答,明显高于安慰剂组(0%, $P < 0.001$);两组分别有 69.0% 和 52.5% 的患者达到 IGA 0/1 应答,明显高于安慰剂组(0%, $P < 0.001$)。手动注射器的可用性可通过大多数患者能够成功地遵循使用说明中的步骤进行自我注射,并且未出现严重的危害性事件来证实。此外,在基线和第 12 周时通过自我注射评估问卷(包括对注射的感觉、自信和对自我注射的满意度 3 个评估版块)评估手动注射器的可接受性。在所有组中,从基线到第 12 周,所有组的 3 个评估版块的评分都保持高水平,这表明患者在第 1 次注射前即非常接受手动注射器进行自我注射,并且这种接受度一直维持到观察期结束。

在 JUNCTURE 研究中,采用自动注射笔给予患者司库奇尤单抗 300 mg 或 150 mg 治疗。第 12 周时,司库奇尤单抗 300 mg 组和司库奇尤单抗 150 mg 组

分别有 86.7％和 71.7％的受试者达到 PASI－75 应答,明显高于安慰剂组
(3.3％,$P<0.001$);两组分别有 73.3％和 53.3％的患者达到 IGA 0/1 应答,明
显高于安慰剂组(0％,$P<0.001$)。自动注射笔的可用性评估与 FEATURE 研
究的方式相似。结果证实,患者报告该注射笔耐受性佳、便于使用且未出现严重
的危害性事件,从基线到第 12 周,患者对该注射笔持续保持高接受度。

　　在所有 4 项研究中,共同主要终点(第 12 周时 PASI－75 和 IGA 0/1 的应
答率)和关键次要终点(如第 12 周时 PASI－90 的应答率)在司库奇尤单抗
300 mg 组和 150 mg 组中的比例显著高于安慰剂组或依那西普组(仅
FIXTURE 研究)(图 7－1)。在 4 项试验中,司库奇尤单抗 300 mg 组的疗效均
优于司库奇尤单抗 150 mg 组,这证明了疗效的剂量依赖性。司库奇尤单抗的疗
效出现在治疗过程的早期:在所有 4 项试验中,300 mg 组和 150 mg 组分别在第
3 周和第 4 周时达到平均 PASI 评分较基线下降 50％的疗效。关于司库奇尤单
抗的维持方案,SCULPTURE 研究表明,规则 Q4W 给药比按需再次治疗在维
持银屑病的长期控制方面疗效更佳。

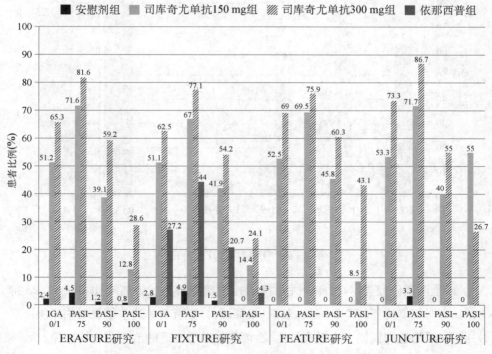

图 7－1　司库奇尤单抗 4 项Ⅲ期试验第 12 周疗效评估

与其他生物制剂相比,FIXTURE 研究证明司库奇尤 300 mg 组和 150 mg 组的疗效均优于依那西普组。第 12 周时,司库奇尤单抗 300 mg 组和司库奇尤单抗 150 mg 组的 PASI-75 应答率分别高出依那西普组 33% 和 23%。第 52 周时,司库奇尤单抗 300 mg 组和司库奇尤单抗 150 mg 组的 PASI-75 应答率分别高出依那西普组 12% 和 10%(图 7-2)。CLEAR 研究是一项前瞻性双盲试验,旨在比较司库奇尤单抗与乌司奴单抗治疗中重度斑块状银屑病的疗效和安全性。该研究的主要终点为第 16 周时 PASI-90 的应答率,次要终点为第 16 周时 PASI-100 的应答率。结果显示,第 16 周时司库奇尤单抗治疗中重度斑块状银屑病的 PASI-90 应答率(79.0%)显著优于乌司奴单抗(57.6%)($P<$ 0.000 1);第 16 周时,司库奇尤单抗组的 PASI-100 应答率(44.3%)明显高于乌司奴单抗组(28.4%)($P<0.000\ 1$)(图 7-3)。

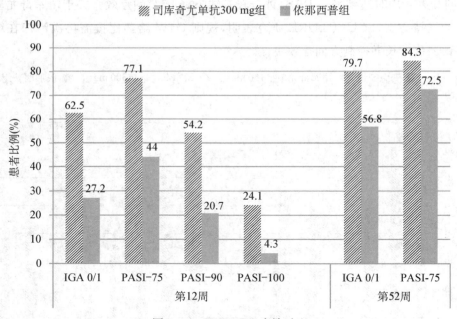

图 7-2　FIXTURE 疗效对比

以上两项研究显示,司库奇尤单抗治疗中重度斑块状银屑病比 IL-12/23 抑制剂(乌司奴单抗)和 TNF-α 抑制剂(依那西普)更有效。这些结果对临床决策至关重要,因为它们提供了头对头的比较,可能有助于合适的治疗药物的选择。

　3. 司库奇尤单抗治疗银屑病的中国关键性试验　1 项为期 52 wk 的Ⅲ期、

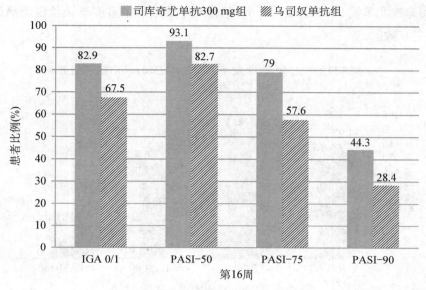

图 7 - 3　CLEAR 疗效对比

多中心、随机、双盲、安慰剂对照试验在主要来自中国的中重度斑块状银屑病患者(441/543)中进行,旨在评估司库奇尤单抗在中国人群中的有效性和安全性。该项研究的主要终点为第 12 周时达到 PASI-75 和 IGA 0/1 的患者比例,该研究的关键次要终点为第 12 周时 PASI-90 的应答。

　　441 例中国中重度斑块状银屑病患者被按照 2∶1∶1 的比例随机分组,分别接受司库奇尤单抗 300 mg、司库奇尤单抗 150 mg 和安慰剂治疗。对司库奇尤单抗组,在第 0、1、2、3、4 周及之后的每 4 周给予 1 次 300 mg 或 150 mg SC。对安慰剂组,在第 0、1、2、3、4 周及之后的每 4 周给予 1 次安慰剂治疗直至第 12 周。第 12 周时,安慰剂组无应答的患者交叉接受司库奇尤单抗 300 mg 治疗,给药时间在第 12、13、14、15、16 周及之后的每 4 周。研究从首次给药开始,对所有患者进行长达 52 周的随访。

　　第 12 周时,对于研究的主要终点,司库奇尤单抗 300 mg 组和司库奇尤单抗 150 mg 组分别有 97.7% 和 87.8% 的患者达到 PASI-75,显著高于安慰剂组(3.7%)($P<0.000\ 1$);分别有 81.9% 和 69.9% 的患者达到 IGA 0/1,显著高于安慰剂组(2.7%)($P<0.000\ 1$)(图 7 - 4)。第 12 周时,对于研究的关键次要终点,司库奇尤单抗 300 mg 组和司库奇尤单抗 150 mg 组分别有 80.9% 和 66.4% 的患者达到 PASI-90,显著高于安慰剂组(0.9%)($P<0.000\ 1$)。以上结果显

示,司库奇尤单抗 300 mg 或 150 mg 治疗对中国人群中重度斑块状银屑病患者有优越疗效。

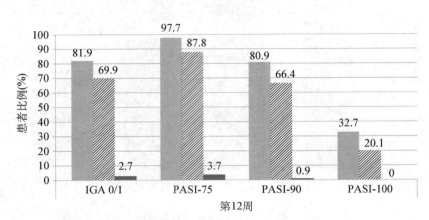

图 7-4 司库奇尤单抗中国关键性试验疗效评估

在司库奇尤单抗 300 mg 组和司库奇尤单抗 150 mg 组中,PASI-75 等疗效指标的应答率持续增高。第 16 周时,司库奇尤单抗 300 mg 组的 IGA 0/1、PASI-75、PASI-90 和 PASI-100 的应答率(分别为 81.6%、97.7%、87.0% 和 39.7%)均高于司库奇尤单抗 150 mg 组(分别为 76.3%、95.0%、76.1% 和 28.5%)。

司库奇尤单抗 300 mg 和 150 mg 相较于安慰剂起效更快,PASI-75 和 IGA 0/1 应答最早出现于第 2 周,PASI-90 应答最早出现在第 3 周,PASI-100 应答最早出现在第 4 周。司库奇尤单抗 300 mg 组和司库奇尤单抗 150 mg 组分别在第 3 周和第 4 周实现平均 PASI 改善比 $\geqslant 50\%$,而安慰剂组在 16 周内未观察到此结果。

二、对银屑病性关节炎的疗效

司库奇尤单抗于 2016 年 1 月被 FDA 批准用于治疗 PsA。FUTURE-2 研究是一项Ⅲ期、随机、双盲、安慰剂对照试验,旨在评估司库奇尤单抗治疗 PsA 的疗效和安全性。397 名患者被按照 1∶1∶1∶1 的比例随机分组,分别接受司库奇尤单抗 300 mg、司库奇尤单抗 150 mg、司库奇尤单抗 75 mg 和安慰剂治疗。给药时间在第 0、1、2、3、4 周和之后的每 4 周。第 24 周时,300 mg 组、150 mg 组和 75 mg 组的 ACR-20 应答率分别为 54%($P<0.0001$)、51%($P<$

0.000 1)和29%（$P=0.039\,9$），均优于安慰剂组（15%）。

　　对于PsA合并中重度斑块状银屑病的患者，治疗剂量和给药间隔应按照斑块状银屑病的推荐设定。PsA的推荐给药方案是司库奇尤单抗150 mg，在第0、1、2、3、4周和之后每4周皮下注射。若患者无应答，可考虑将剂量增至300 mg。

第四节　安　全　性

　　4项Ⅲ期试验（ERASURE、FIXTURE、JUNCTURE、FEATURE）在治疗的第12周比较了司库奇尤单抗组与安慰剂组的安全性（表7-3，表7-4）。研究者发现司库奇尤单抗300 mg组和150 mg组至少有1种AE（主要由不严重的上呼吸道感染引起）的发生率高于安慰剂组，但结果没有统计学差异。在4项试验的12周诱导治疗期间，一些最常见的AE报告为鼻咽炎、腹泻和上呼吸道感染。

表7-3　司库奇尤单抗4项Ⅲ期试验在12周内出现的AEs总结

AEs	ERASURE			FIXTURE			
	司库奇尤单抗300 mg组（$n=245$）	司库奇尤单抗150 mg组（$n=244$）	安慰剂组（$n=246$）	司库奇尤单抗300 mg组（$n=323$）	司库奇尤单抗150 mg组（$n=327$）	依那西普组（$n=323$）	安慰剂组（$n=324$）
任意一种AE	135(55.1)*	148(60.4)	116(47)	181(55.5)	191(58.4)	186(57.6)	163(49.8)

AEs	JUNCTURE			FEATURE		
	司库奇尤单抗300 mg组（$n=59$）	司库奇尤单抗150 mg组（$n=59$）	安慰剂组（$n=59$）	司库奇尤单抗300 mg组（$n=60$）	司库奇尤单抗150 mg组（$n=61$）	安慰剂组（$n=61$）
任意一种AE	42(70.0)*	39(63.9)	33(54.1)	30(50.8)	34(57.6)	28(47.5)

1) Langley RG, Elewski BE, Lebwohl M, et al. Secukinumab in plaque psoriasis-results of two phase 3 trials [J]. N Engl J Med, 2014,371(4):326-338.
2) Paul C, Lacour JP, Tedremets L, et al. Efficacy, safety and usability of secukinumab administration by autoinjector/pen in psoriasis: a randomized, controlled trial (JUNCTURE)[J]. J Eur Acad Dermatol Venereol, 2015,29(6):1082-1090.
3) Blauvelt A, Prinz JC, Gottlieb AB, et al. Secukinumab administration by pre-filled syringe: efficacy, safety and usability results from a randomized controlled trial in psoriasis (FEATURE)[J]. Br J Dermatol, 2015,172(2):484-493.

*：患者数(%)

表7-4 司库奇尤单抗4项Ⅲ期试验在12周内出现的AEs总结

AEs	司库奇尤单抗300 mg组 （n=691）	司库奇尤单抗150 mg组 （n=692）	安慰剂组 （n=694）
鼻咽炎[a]	79(11.4)*	85(12.3)	60(8.6)
头痛	45(6.5)	38(5.5)	63(9.1)
腹泻[a]	28(4.1)	18(2.3)	10(1.4)
瘙痒[b]	22(3.2)	21(3.0)	18(2.6)
上呼吸道感染[a]	17(2.5)	22(3.2)	5(0.7)
鼻炎[a]	10(1.4)	10(1.4)	5(0.7)
口腔疱疹[a]	9(1.3)	1(0.1)	2(0.3)
咽炎[a]	8(1.2)	7(1.0)	0(0)
荨麻疹[a]	4(0.6)	8(1.2)	1(0.1)
鼻溢液[a]	8(1.2)	2(0.3)	1(0.1)

1) Langley RG, Elewski BE, Lebwohl M, et al. Secukinumab in plaque psoriasis-results of two phase 3 trials [J]. N Engl J Med, 2014,371(4):326-338.

2) Paul C, Lacour JP, Tedremets L, et al. Efficacy, safety and usability of secukinumab administration by autoinjector/pen in psoriasis: a randomized, controlled trial (JUNCTURE) [J]. J Eur Acad Dermatol Venereol, 2015,29(6):1082-1090.

3) Blauvelt A, Prinz JC, Gottlieb AB, et al. Secukinumab administration by pre-filled syringe: efficacy, safety and usability results from a randomized controlled trial in psoriasis (FEATURE) [J]. Br J Dermatol, 2015,172(2):484-493.

*:患者数(%)；[a] 司库奇尤单抗组的发生率高于安慰剂组；[b]FEATURE试验数据丢失

在SAEs方面，ERASURE和FIXTURE试验中司库奇尤单抗组在诱导治疗期间发生SAEs的比例略高于安慰剂组（P>0.05）。但这种微小的差异只出现在前12 wk，在为期52 wk的治疗过程中，司库奇尤单抗组没有出现更高的SAEs发生率。司库奇尤单抗的安全性可以通过比较52 wk内所有司库奇尤单抗剂量组和安慰剂组的SAEs暴露调整发生率来证明（表7-5）。值得注意的是，在为期52 wk的治疗过程中，司库奇尤单抗与依那西普的安全性相当。

表7-5 ERASURE/FIXTURE试验在52周治疗期内的非致死性SAEs数据

临床试验	司库奇尤单抗 300 mg组 （发生率/100 PY）	司库奇尤单抗 150 mg组 （发生率/100 PY）	依那西普组 （发生率/100 PY）	安慰剂组 （发生率/100 PY）
ERASURE	6.3	6.4	—	7.4
FIXTURE	6.8	6.0	7.0	8.3

注：表中数值为百分比（发生率/100 PY）

基础研究数据显示,IL-17在抵御黏膜念珠菌感染方面起重要作用。因此,感染念珠菌可能是司库奇尤单抗的一个不良反应。在 52 wk 的治疗期间,司库奇尤单抗组确实比依那西普组更常见念珠菌感染,但结果没有统计学意义。在司库奇尤单抗 300 mg 组和 150 mg 组中,分别有 4.7％和 2.3％的患者报告轻中度念珠菌感染,而依那西普组只有 1.2％的患者报告轻中度感染。值得注意的是,未见慢性或系统性念珠菌病的报告,且所有念珠菌感染病例均对标准抗念珠菌治疗有反应,未导致治疗中断。

在临床试验中还观察到中性粒细胞减少,但多数是一过性的、可逆的,并且不呈剂量相关性。SIEs、恶性肿瘤、未指明肿瘤和 MACEs 的发生率以及因 AE 导致治疗中断的患者比例均非常低。在 52 周治疗期内,ERASURE 报告司库奇尤单抗 300 mg 组和 150 mg 组中分别有 1 例(0.3/100 PY)和 5 例患者(1.7/100 PY)出现良性或恶性肿瘤,而安慰剂组只有 1 例患者(1.5/100 PY)。FIXTURE 报告司库奇尤单抗 300 mg 组中有 1 例患者(0.2/100 PY)在 52 周治疗期内发生良性或恶性肿瘤。在所有司库奇尤单抗组中未见机会性感染的报告,亦未见与司库奇尤单抗相关的死亡报告。

所有蛋白类药品均可能具有免疫原性。在 4 项临床试验中,共有 6 名患者在接受司库奇尤单抗治疗的过程中检测到针对司库奇尤单抗的 ADA。虽然其中有 1 位患者的抗体被归为中和抗体,但没有一位患者的抗体与 AE 或"失去疗效"(定义为某时点的 PASI 评分比治疗所达到的最低 PASI 评分提高≥6 分)相关。

第五节　注　意　事　项

在使用司库奇尤单抗前一定要筛查结核和乙肝,根据患者的个体情况给予最合适的应对方案和治疗建议(参考第二章第三节),活动性 TB 和 HBV 感染高度活动期患者禁用该药。对司库奇尤单抗中活性成分或其他任何成分过敏者,有严重的心血管疾病、恶性肿瘤、HIV 感染,或近期接受过活病毒或者活菌疫苗接种的患者不推荐使用。在使用司库奇尤单抗治疗银屑病的同时,皮肤科医生应对患者进行严密监测,避免药物不良反应。一旦出现严重不良反应,应立即中断治疗。

一、感染

对合并慢性感染或有复发性感染病史的患者应慎用司库奇尤单抗。虽然在临床试验诱导阶段中司库奇尤单抗组的感染率高于安慰剂组,但多数是常见感染,如鼻咽炎(11.4% *vs.* 8.6%)、上呼吸道感染(2.5% *vs.* 0.7%)和皮肤黏膜念珠菌感染(1.2% *vs.* 0.3%)。需要注意的是,这些研究并没有提到这些数据的统计学意义。在 ERASURE/FIXTURE 试验中,司库奇尤单抗组在长期治疗中的严重感染率并不总比安慰剂组高。一旦出现感染的症状和体征,患者应立即求医。若患者发生严重感染,医生应对其停止使用司库奇尤单抗并密切监测患者直至感染痊愈。

二、结核

与其他治疗斑块状银屑病的免疫调节剂一样,司库奇尤单抗在活动性结核患者中是禁用的。所有患者都应在治疗前根据危险因素进行结核评估。对于合并潜伏性结核或有潜伏性/活动性结核病史的患者,若不能确定其已接受过足疗程的治疗,应在使用司库奇尤单抗前给予预防性抗结核治疗。虽然该药仍需要更多的观察性研究和重点研究来进一步全面评估其不良反应,目前尚未在任何临床试验中发现接受司库奇尤单抗治疗的患者潜伏性结核复发的报告。

三、克罗恩病

虽然 CD 并不是使用司库奇尤单抗的绝对禁忌证,但是有 CD 病史的患者应慎用,因为研究表明该药有加重 CD 的潜在风险。一项 Ⅱ 期临床研究表明,在 CD 患者中阻断 IL－17A 不仅对疾病无效,甚至还可导致部分患者病情加重。在一项使用司库奇尤单抗治疗 CD($n=39$)的研究中,至少有 4 例 IBD 加重被怀疑与药物相关。在 FIXTURE 研究中,有 1 例患者在接受司库奇尤单抗 150 mg 方案治疗时报告新发 CD。对接受司库奇尤单抗治疗的合并有活动性 CD 的患者应进行密切监测。

四、过敏反应

已有多个临床试验报告与司库奇尤单抗相关的过敏反应和荨麻疹。若患者出现严重过敏反应,应立即停药并寻求合适的治疗。由于自动注射笔和手动注射器的针头盖中含有乳胶,因此,有乳胶过敏者应避免使用。

五、妊娠

司库奇尤单抗属于妊娠 B 类药物,因此,建议只在治疗对母亲的潜在益处大于对胎儿的潜在风险时才使用该药。司库奇尤单抗通过乳汁排泄的情况,以及它在儿童中用药的安全性和有效性尚未得到评估。

第六节　小结和建议

司库奇尤单抗的关键性试验包括 ERASURE、FIXTURE、JUNCTURE 和 FEATURE,证实司库奇尤单抗对斑块状银屑病高度有效且疗效优于乌司奴单抗和依那西普。但在选择合适治疗药物时,疗效并不是唯一需要考量的因素。其他重要的因素包括药物代谢时间、对 PsA 的疗效以及给药的频率等。由于目前仍缺乏足够的前瞻性和观察性研究数据,很难评估司库奇尤单抗疗效的持续性和真实世界研究的情况。司库奇尤单抗的 FDA 适应证还包括 PsA,这为它的临床选用提供了更充分的理由。患者的依从性会影响药物的长期选用,例如与乌司奴单抗(Q12W)相比,司库奇尤单抗(Q4W)的使用更频繁。

综上所述,司库奇尤单抗治疗银屑病疗效的新证据及其相对良好的安全性使其成为受欢迎的新型治疗药物。同任何新药一样,司库奇尤单抗的长期安全性和长期疗效仍需要积累更多的前瞻性登记数据、上市后监测数据和相关文献以明确。

第八章

依奇珠单抗

第一节 简 介

依奇珠单抗(Ixekinumab，Taltz®)是一种人源化 IgG4 单克隆抗体,可选择性结合 IL-17A。2016 年 3 月,依奇珠单抗获美国 FDA 批准上市,用于治疗中重度斑块状银屑病。目前,该药经 FDA 批准的适应证标签包括成人(年龄≥18 周岁)中重度斑块状银屑病和成人活动性 PsA。依奇珠单抗在我国的商品名为拓咨®,于 2019 年 9 月 4 日获 NMPA 批准上市,适应证为成人(年龄≥18 周岁)中重度斑块状银屑病。

依奇珠单抗治疗中重度斑块状银屑病的给药方案推荐如下:第 0 周时,首次给予 160 mg 负荷剂量,之后隔周(EOW)给予 80 mg 诱导剂量直至第 12 周,再之后每 4 周(Q4W)给予 80 mg 维持剂量。给药方式为 SC。与司库奇尤单抗和布罗利尤单抗相比,依奇珠单抗在诱导阶段和维持阶段需要注射的次数较少(司库奇尤单抗在诱导阶段需要每周注射,而布罗利尤单抗在维持阶段需要隔周注射)。

依奇珠单抗有笔型针剂和手动注射器 2 种包装,每支含有 1.0 ml(80 mg)依奇珠单抗。患者经适当培训并通过皮肤科医师认定后可自行注射。推荐的注射部位包括腹部(脐周 5 cm 以外范围)、大腿中段前侧和上臂外侧。注射部位应每次轮换,注射时应避开银屑病皮损和皮肤疼痛、淤青、发红、发硬的区域。通常,患者更偏爱笔型针剂,因其痛苦较少、更便捷、更安全。在注射前,应目视检查溶液中是否有颗粒物质和(或)变色。药液应清澈无色或呈微黄色,如果存在任何异常,应丢弃药液。

依奇珠单抗血清浓度的达峰时间大约出现在首次给药(160 mg SC)后的第 4 天,若按照推荐方案给药,在第 22 周达到稳态血药浓度,半衰期约为 13 d。

第二节 作 用 机 制

依奇珠单抗是一种人源化 IgG4 单克隆抗体,其靶向作用于与银屑病发病相关的 IL-17 途径。IL-17 由 Th17 细胞产生,在中性粒细胞的激活/募集、中性粒细胞凋亡阻抑、促炎性细胞因子的释放和刺激银屑病血管生成中发挥作用。银屑病患者的血液中 Th17 细胞增多,皮损中 Th17 细胞增多、IL-17mRNA 表达升高。在 IL-17 的 6 种亚型中,IL-17A 在银屑病发病中的作用最强。依奇珠单抗通过特异性地结合并抑制 IL-17A,阻抑银屑病的发病。

IL-17A 既可与自身二聚化形成同二聚体,又可与 IL-17F 二聚化形成异二聚体,使其具有功能活性。T 细胞、自然杀伤细胞、肥大细胞和中性粒细胞均可产生 IL-17A 和 IL-17F;然而,Th17 细胞的特征是产生 IL-17A。这些同二聚体和异二聚体结合 IL-17 细胞表面受体 IL-17RA 和 IL-17RC 并使之激活,引发导致银屑病损害的炎症级联反应。

其他 IL-17 抑制剂包括司库奇尤单抗和布罗利尤单抗。司库奇尤单抗〔IgG1/κ 单克隆抗体(mAb)〕与依奇珠单抗一样靶向 IL-17A,而布罗利尤单抗(IgG2mAb)特异性靶向 IL-17 的受体 IL-17RA。司库奇尤单抗和布罗利尤单抗均为重组全人源单抗,而依奇珠单抗是一种人源化单抗。全人源单抗被认为具有较低的免疫原性,预示着发生失去疗效的风险较低,但能影响依奇珠单抗疗效的高滴度抗体并不常见(仅发生于约 2% 的用药患者中)。

第三节 疗 效

一、对斑块状银屑病的疗效

临床试验显示依奇珠单抗非常有效,其疗效和皮损清除率优于几乎所有的经 FDA 批准的用于治疗银屑病的其他生物制剂。3 项多中心、随机、双盲、安慰剂对照Ⅲ期试验(UNCOVER-1、UNCOVER-2 和 UNCOVER-3)评估了依奇珠单抗 2 种剂量方案(80 mg Q2W 和 80 mg Q4W)治疗斑块状银屑病的疗效和安全性。

1. UNCOVER-1、UNCOVER-2 和 UNCOVER-3 UNCOVER-1、

UNCOVER-2 和 UNCOVER-3 是的 3 项多中心、随机、双盲、安慰剂对照Ⅲ期试验,在全球 100 多个研究中心开展,分别纳入 1 296、1 224 和 1 346 位中重度斑块状银屑病患者,旨在评估依奇珠单抗 Q2W 和依奇珠单抗 Q4W 方案治疗银屑病是否优于安慰剂。此外,为了评估依奇珠单抗的疗效是否不劣于或优于依那西普,研究者在 UNCOVER-2 和 UNCOVER-3 试验中还增加了活性药物对照——依那西普。

3 项试验的纳入标准为:年龄≥18 周岁,确诊中重度斑块状银屑病≥6 个月(定义为 BSA≥10%,sPGA≥3,PASI≥12)的拟采用光疗和(或)系统药物治疗的患者。排除标准为:非慢性斑块状银屑病(如药物诱发的银屑病、点滴状/红皮病型/脓疱型银屑病);慢性疾病急性加重者(如基线前 12 wk 内出现明显的临床复发);正在接受可能会干扰依奇珠单抗疗效判定的其他药物治疗者;(UNCOVER-2 和 UNCOVER-3 试验)筛查前接受过依那西普治疗者。

UNCOVER-1 和 UNCOVER-2 试验允许受试者在 60 wk 观察期内按需使用保湿剂或润肤剂、沐浴油、燕麦沐浴制剂、外用水杨酸制剂(浓度≤3%)、外用 α-或 β-羧基酸、糖皮质激素或维生素 D_3 衍生物。UNCOVER-3 开放标签延伸研究允许患者按需使用煤焦油或维生素 D_3 衍生物、较强效的糖皮质激素软膏及含有糖皮质激素的洗发水。3 项研究均允许患者根据研究需要使用药物治疗不良反应,也允许患者使用其他经审核批准使用的药物。外用弱效糖皮质激素(Ⅵ级或Ⅶ级)制剂仅允许用于面部、腋下或生殖器部位。所有外用制剂应在 PASI 和 sPGA 评分前 24 h 左右停用。在随机入组前 2 wk 内及研究过程中,不允许使用其他任意一种外用药物,除非是医疗必需的(如用于治疗不良反应)。

3 项试验均为期 60 wk,试验设计包括两个阶段:①诱导治疗阶段(第 0～12 周,3 项试验);②随机撤药研究(randomized withdrawal study,RWS)阶段(第 12～60 周,UNCOVER-1 和 UNCOVER-2)和开放标签长期延伸(OLE)研究阶段(第 12～60 周,UNCOVER-3)。

(1) 诱导治疗阶段:在第 0～12 周,UNCOVER-1 中的受试者被按照 1∶1∶1 的比例随机分组,分别接受依奇珠单抗 Q2W、依奇珠单抗 Q4W 和安慰剂治疗;UNCOVER-2 和 UNCOVER-3 中的受试者被按照 2∶2∶2∶1 的比例随机分组,分别接受依奇珠单抗 Q2W、依奇珠单抗 Q4W、依那西普和安慰剂治疗。依奇珠单抗 Q2W 组和依奇珠单抗 Q4W 组在第 0 周均给予 160 mg 负荷剂量,之后分别给予 80 mg Q2W 和 80 mg Q4W 维持治疗,直至第 12 周;安慰剂组给予与依奇珠单抗相匹配剂量的安慰剂治疗；依那西普组给予依那西普 50 mg BIW 治疗。

（2）随机撤药研究阶段和开放标签长期延伸研究阶段：在 UNCOVER-1 和 UNCOVER-2 试验中，接受依奇珠单抗治疗的患者在第 12 周时被评估为有效（sPGA 0/1）或无效（sPGA＞1）。有效者共计 1 226 例，被按照 1∶1∶1 的比例随机分组，分别接受安慰剂、依奇珠单抗 80 mg Q4W 和依奇珠单抗 80 mg Q12W 皮下注射治疗至第 60 周（RWS 阶段）。对于在该阶段内治疗无效（sPGA≥3，提示疾病复发）者，若方案为依奇珠单抗 Q4W 则继续该方案治疗，若方案为依奇珠单抗 Q12W 或安慰剂则转换为依奇珠单抗 Q4W 方案继续治疗。

在 UNCOVER-3 试验中，已完成 12 wk 诱导治疗的患者进入 OLE 研究阶段，均接受依奇珠单抗 Q4W 治疗至第 60 周。原先的安慰剂组患者在第 12 周时接受一次依奇珠单抗 160 mg 负荷剂量治疗后开始依奇珠单抗 Q4W 治疗；原先的依那西普组患者在经历 4 wk 的洗脱期后，于第 16 周开始依奇珠单抗 80 mg Q4W 治疗。

UNCOVER-1 试验旨在评估依奇珠单抗 Q2W 或 Q4W 方案治疗银屑病是否优于安慰剂，主要疗效终点为第 12 周时达到 PASI-75 和 sPGA 0/1 的患者比例，次要疗效终点包括达到 PASI-90、PASI-100 的患者比例；UNCOVER-2 和 UNCOVER-3 试验旨在评估依奇珠单抗 Q2W 或 Q4W 方案治疗是否优于安慰剂，以及是否不劣于或优于依那西普，主要疗效终点为第 12 周时达到 PASI-75 和 sPGA 0/1 的患者比例，次要终点的评估指标包括 sPGA 0、PASI-90、PASI-100、瘙痒数字评分法（numeric rating scale，NRS）评分和 DLQI 评分（表 8-1，图 8-1）。

UNCOVER-1 和 UNCOVER-2 试验随机撤药研究阶段的疗效终点为第 60 周时继续保持 sPGA 0/1 和 PASI-75 的患者比例；UNCOVER-3 长期延伸研究阶段的疗效终点为第 60 周时达到 sPGA 0/1、PASI-75、PASI-90 和 PASI-100 的患者比例。

第 12 周时，依奇珠单抗 Q2W 组和依奇珠单抗 Q4W 组的疗效均显著优于安慰剂组和依那西普组（$P<0.000\,1$）。在 3 项研究中，依奇珠单抗 Q2W 组分别有 81.8%、83.2% 和 80.5% 的患者达到"完全清除"或"基本清除"（sPGA 0/1），分别有 89.1%、89.7% 和 87.3% 的患者达到 PASI-75；依奇珠单抗 Q4W

表8-1 依奇珠单抗3项UNCOVER试验第12周的主要研究终点

	UNCOVER-1			UNCOVER-2				UNCOVER-3			
	安慰剂组 (n=431)	依奇珠单抗Q4W组 (n=432)	依奇珠单抗Q2W组 (n=433)	安慰剂组 (n=168)	依那西普组 (N=358)	依奇珠单抗Q4W组 (N=347)	依奇珠单抗Q2W组 (N=351)	安慰剂组 (N=193)	依那西普组 (N=382)	依奇珠单抗Q4W组 (N=382)	依奇珠单抗Q2W组 (N=385)
sPGA,患者数(%)											
sPGA 0	0	149(34.5)†	160(37.0)†	1(0.6)	21(5.9)[a]	112(32.3)†	147(41.9)†‡	0	33(8.6)†	139(36.0)†‡	155(40.3)†‡
sPGA 0/1	14(3.2)	330(76.4)†	354(81.8)†	4(2.4)	129(36.0)†	253(72.9)†	292(83.2)†‡	13(6.7)	159(41.6)†	291(75.4)†‡	310(80.5)†‡
PASI应答,患者数(%)											
PASI-75	17(3.9)	357(82.6)†	386(89.1)†	4(2.4)	149(41.6)†	269(77.5)†	315(89.7)†‡	14(7.3)	204(53.4)†	325(84.2)†‡	336(87.3)†‡
PASI-90	2(0.5)	279(64.6)†	307(70.9)†	2(0.6)	67(18.7)†	207(59.7)†	248(70.7)†‡	6(3.1)	98(25.7)†	252(65.3)†‡	262(68.1)†‡
PASI-100	0	145(33.6)†	153(35.3)†	1(0.6)	19(5.3)[b]	107(30.8)†	142(40.5)†‡	0	28(7.3)†	135(35.0)†‡	145(37.7)†‡
PASI改善率 LSM(SE)	2.8(1.5)	84.9(1.5)†	88.0(1.5)†	7.0(2.1)	61.0(1.4)†	85.2(1.4)†	90.9(1.4)†‡	14.3(1.8)	69.8(1.3)†	89.3(1.3)†‡	91.6(1.3)†‡

1) Griffiths CEM, Reich K, Lebwohl M, et al. Comparison of ixekizumab with etanercept or placebo in moderate-to-severe psoriasis (UNCOVER-2 and UNCOVER-3): results from two phase 3 randomised trials [J]. Lancet, 2015,386(9993):541-551.

2) Gordon KB, Blauvelt A, Papp KA, et al. Phase 3 trials of ixekizumab in moderate-to-severe plaque psoriasis [J]. N Engl J Med, 2016,375(4):345-356.

†:与对照组比较,$P<0.000\,1$;‡:与依那西普组比较,$P<0.000\,9$;[a]与依那西普组比较,$P=0.004\,9$;[b]与安慰剂组比较,$P=0.008\,2$

LSM-least squares mean 最小二乘均值;SE(standard error)标准误

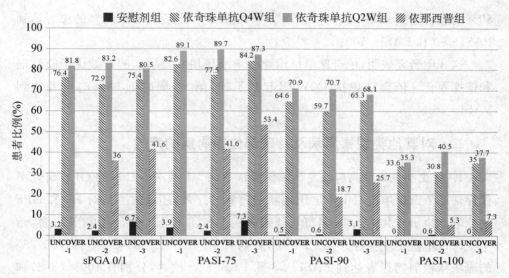

图 8-1 依奇珠单抗 3 项 UNCOVER 试验第 12 周疗效评估

组分别有 76.4%、72.9% 和 75.4% 的患者达到 sPGA 0/1，分别有 82.6%、77.5% 和 84.2% 的患者达到 PASI-75；而安慰剂组和依那西普组（UNCOVER-2,3）的同类数据均显著低于依奇珠单抗组。

相较于安慰剂组，依奇珠单抗 Q2W 组和 Q4W 组早在第 1 周时即有更多的患者达到 PASI-75（UNCOVER-2：Q4W 组 $P<0.0001$，Q2W 组 $P=0.22$；UNCOVER-3：Q4W 组 $P=0.35$，Q2W 组 $P=0.0003$）。与安慰剂组或依那西普组相比，依奇珠单抗 Q2W 组和依奇珠单抗 Q4W 组在第 2 周时即观察到更为显著的 DLQI 改善，并且此后，这两组均有更高比例的患者出现明显的 PASI 改善（$P<0.0001$）。此外，这两组的瘙痒 NRS 评分改善也显著高于安慰剂组和依那西普组（$P<0.0001$）。

在 UNCOVER-1 和 UNCOVER-2 试验中，第 12 周时达到 sPGA 0/1 的患者被重新随机分组，分别接受依奇珠单抗 80 mg Q4W、依奇珠单抗 80 mg Q12W 和安慰剂治疗直至第 60 周（随机撤药研究阶段）。第 60 周时，上述 3 组中分别有 73.8%、39.0% 和 7.0% 的患者继续保持 sPGA 0/1 的疗效，分别有 79.1%、47.1% 和 8.5% 的患者继续保持 PASI-75 的疗效。

在 UNCOVER-3 试验中，从第 12 周起，所有患者均接受依奇珠单抗 80 mg Q4W 治疗直至第 60 周（长期延伸研究阶段）。第 60 周时，分别有 73% 和

80%的患者达到 sPGA 0/1 和 PASI-75,此外,分别有 71%和 52%的患者达到 PASI-90 和 PASI-100。

这 3 项研究表明,依奇珠单抗治疗中重度斑块状银屑病的疗效优于安慰剂和依那西普。依奇珠单抗 Q2W 组起效迅速,第 12 周时近 90%的患者达到 PASI-75。

二、对其他类型银屑病及特殊部位银屑病的疗效

1. 红皮病型银屑病和泛发性脓疱型银屑病   1 项来自日本的 OLE 研究不仅评估了依奇珠单抗对中重度斑块状银屑病的疗效,还评估了其对 EP 和 GPP 的疗效。该研究共纳入 78 名斑块状银屑病患者、8 名 EP 和 5 名 GPP 患者,给予依奇珠单抗正规治疗。第 12 周时,分别有 98.7%(77/88)和 83.3%(65/78)的斑块状银屑病患者达到 PASI-75 和 PASI-90 改善,分别有 100%(8/8)和 62.5%(5/8)的 EP 患者达到 PASI-75 和 PASI-90 改善,分别有 80%(4/5)和 60%(3/5)的 GPP 患者达到 PASI-75 和 PASI-90 改善。该研究提示依奇珠单抗具有治疗较少见类型银屑病的潜力。

2. 掌跖银屑病   掌跖银屑病治疗棘手,显著影响患者的生活质量。1 项针对 3 项 UNCOVER 试验的亚群分析研究评估了依奇珠单抗对中重度非脓疱型掌跖银屑病[掌跖银屑病皮损面积和严重程度指数(Palmoplantar Psoriasis Area and Severity Index, PPASI)≥8)]的疗效。

结果显示,在 3 项 UNCOVER 试验基线评估时,有 28%的中重度斑块状银屑病患者存在不同程度的掌跖部位受累,并且有 9.2%的患者($n=350$)其掌跖部位受累程度为中重度(PPASI 均值为 20,PASI 均值为 24,并且 60%以上患者 sPGA≥4)。与安慰剂组或依那西普组相比,第 12 周时依奇珠单抗治疗组有更高比例的患者达到 PPASI-50(80% $vs.$ 32.9%、67.8%,$P<0.05$)和 PPASI-75(70% $vs.$ 18.8%、44.1%,$P<0.05$)。第 12 周时,依奇珠单抗治疗组有 50%的患者达到 PPASI-100,显著高于安慰剂组(8.2%,$P<0.001$);依奇珠单抗 80 mg Q2W 治疗组有 51.8%的患者达到 PPASI-100,显著高于依那西普组(32.2%,$P<0.05$)。在 UNCOVER-1 和 UNCOVER-2 的 RWS 阶段及 UNCOVER-3 的 OLE 阶段中,继续接受依奇珠单抗 80 mg Q4W 治疗者在第 60 周时掌跖银屑病的疗效持续保持或升高。早在第 1 周时,依奇珠单抗组的疗效即显著优于安慰剂组或依那西普组。

这项研究提示,与安慰剂或依那西普相比,依奇珠单抗治疗中重度非脓疱型掌跖银屑病疗效更为显著、快速,并且在后续维持治疗中能够持续保持。

3. 头皮银屑病　头皮也是银屑病常易累及且治疗困难的区域。另 1 项针对 3 项 UNCOVER 试验的亚群分析研究评估了依奇珠单抗对头皮银屑病的疗效。

结果显示,在 3 项 UNCOVER 试验基线评估时合并头皮银屑病的中重度银屑病患者中,接受依奇珠单抗治疗者较接受安慰剂或依那西普治疗者更易达到 PSSI-90 或 PSSI-100。第 12 周时,依奇珠单抗 80 mg Q2W 组和依奇珠单抗 80 mg Q4W 组分别有 81.7% 和 75.6% 的患者达到 PSSI-90,显著高于安慰剂组(7.6%,$P<0.001$)和依那西普组(55.5%,$P<0.001$);此外,上述两组中分别有 74.6% 和 68.9% 的患者达到 PSSI-100,显著高于安慰剂组(6.7%,$P<0.001$)和依那西普组(48.1%,$P<0.001$)。在 UNCOVER-1 和 UNCOVER-2 的 RWS 阶段及 UNCOVER-3 的 OLE 阶段中,继续接受依奇珠单抗 80 mg Q4W 治疗者在第 60 周时头皮银屑病的疗效持续保持。

这项研究提示依奇珠单抗可以有效治疗中重度斑块状银屑病患者的头皮银屑病,大多数患者的头皮皮损可以达到全部清除或基本清除,疗效在 60 wk 观察期内持续保持。

第四节　安　全　性

1. UNCOVER-1、UNCOVER-2 和 UNCOVER-3　3 项 UNCOVER 试验在第 0～12 周诱导治疗阶段所发生的 AEs 概况见表 8-2。依奇珠单抗组和依那西普组至少报告 1 种 TEAE 的患者比例相似,且均高于安慰剂组。与安慰剂组相比,依奇珠单抗组报告较多的不良事件包括非特异性注射部位反应、注射部位红斑、恶心和口咽疼痛。与依那西普组相比,依奇珠单抗组明显报告较多的不良事件包括注射部位疼痛和恶心。分别有 0.3% 的依奇珠单抗组患者和 0.4% 的依那西普组患者因注射部位反应中断研究。只有 2 例接受依奇珠单抗治疗的患者为了能够继续该治疗使用了预防注射部位反应的药物。

在安慰剂组、依那西普组、依奇珠单抗 Q4W 组和依奇珠单抗 Q2W 组中,发生任意一种念珠菌感染的患者比例分别为 0.5%、0.7%、0.6% 和 1.4%(表 8-

3)。其中,口腔念珠菌感染或口腔真菌感染在安慰剂组中的发生率为 0,而在依那西普组、依奇珠单抗 Q4W 组和依奇珠单抗 Q2W 组中的发生率分别为 0.1%、0.2% 和 0.7%。依奇珠单抗 Q2W 组的口腔念珠菌感染率显著高于安慰剂组 ($P<0.05$)。

在依奇珠单抗组所报告的 AEs 中,94.4% 的为轻度或中度 AEs(表 8-2),包括注射部位反应和口腔念珠菌感染。报告 SAEs 的患者比例在依奇珠单抗组和安慰剂组间无显著差异,而依那西普组报告严重 TEAEs 的患者比例显著高于依奇珠单抗 Q2W 组(4.9% *vs.* 3.1%,$P<0.05$)。

与安慰剂组或依那西普组相比,依奇珠单抗组发生至少 1 种 SAEs 的患者比例无显著性差异。各组间因 AEs 中断治疗的患者比例无显著性差异(表 8-2)。

表 8-2　3 项 UNCOVER 试验诱导治疗期的 AEs 概况(第 0～12 周)

变量	安慰剂组 ($n=791$)	依那西普组 ($n=739$)[a]	依奇珠单抗 80 mg 治疗		
			依奇珠单抗 Q4W 组 ($n=1\,161$)	依奇珠单抗 Q2W 组 ($n=1\,167$)	依奇珠单抗组 ($n=2\,328$)[b]
TEAEs	46.8%	54.0%[*]	58.8%[*]	58.4%[*]	58.6%[*]
-轻度	25.3%	30.6%	32.2%	33.3%	32.8%
-中度	18.0%	18.4%	23.1%	21.9%	22.5%
-重度	3.5%	4.9%	3.5%	3.1%[**]	3.3%
SAEs	1.5%	1.9%	2.2%	1.7%	2.0%
AEs 所致的停药	1.1%	1.2%	2.1%	2.1%	2.1%

1) Papp KA, Leonardi CL, Blauvelt A, et al. Ixekizumab treatment for psoriasis: integrated efficacy analysis of three double-blinded, controlled studies (UNCOVER-1, UNCOVER-2, UNCOVER-3) [J]. Br J Dermatol, 2018,178(3):674-681.
2) [a]依那西普组来自 UNCOVER-2 和 UNCOVER-3;[b] 补充整合的安全性分析:依奇珠单抗 Q4W 组+依奇珠单抗 Q2W 组;[*] 与安慰剂组相比,$P<0.05$;[**] 与依那西普组相比,$P<0.05$

在 3 项 UNCOVER 试验为期 12 wk 的诱导治疗阶段,接受依奇珠单抗 Q4W 或 Q2W 方案治疗的患者其不良事件的发生率高于安慰剂组(表 8-3)。在诱导治疗阶段,依奇珠单抗组最常见的 TEAEs 包括鼻咽炎、上呼吸道感染、注射部位反应、注射部位红斑和头痛;而安慰剂组最常见的 AEs 包括鼻咽炎、上呼吸道感染、银屑病、头痛和瘙痒(表 8-3、表 8-4)。

表8-3　3项UNCOVER试验的安全性数据汇总*（第0~60周）

AEs	第0~12周						第0~60周	
	安慰剂组 (n=791)		依奇珠单抗 Q4W组 (n=1 161)		依奇珠单抗 Q2W组 (n=1 167)		依奇珠单抗暴露组 (n=3 736)	
	患者数(%)	发生率/100 PY	患者数(%)	发生率/100 PY	患者数(%)	发生率/100 PY	患者数(%)	发生率/100 PY
AE总数[†]	370(46.8)	205.5	683(58.8)	256.8	681(58.4)	253.6	3 021(80.9)	87.4
SAEs	12(1.5)	6.7	26(2.2)	9.8	20(1.7)	7.4	250(6.7)	7.2
导致研究中断的 AE	9(1.1)	5.0	24(2.1)	9.0	25(2.1)	9.3	165(4.4)	4.8
死亡	0	0.0	0	0.0	0	0.0	3(0.1)	0.1
常见的 AEs[‡]								
鼻咽炎	69(8.7)	38.3	104(9.0)	39.1	111(9.5)	41.3	733(19.6)	21.2
上呼吸道感染	28(3.5)	15.6	45(3.9)	16.9	51(4.4)	19.0	372(10.0)	10.8
注射部位反应	9(1.1)	5.0	89(7.7)	33.5	117(10.0)	43.6	387(10.4)	11.2
关节痛	17(2.1)	9.4	22(1.9)	8.3	29(2.5)	10.8	196(5.2)	5.7
头痛	23(2.9)	12.8	50(4.3)	18.8	51(4.4)	19.0	243(6.5)	7.0
特别关注的 AEs								
感染	181(22.9)	100.5	318(27.4)	119.6	315(27.0)	117.3	2 064(55.2)	59.7
念珠菌	4(0.5)	2.2	7(0.6)	2.6	16(1.4)	6.0	128(3.4)	3.7
-口腔	0	0.0	2(0.2)	0.8	9(0.8)	3.4	63(1.7)	1.8
-外阴阴道[¶]	3(1.3)	1.7	5(1.3)	1.9	3(0.7)	1.1	40(3.3)	3.6
-皮肤	1(0.1)	0.6	0	0.0	2(0.2)	0.7	20(0.5)	0.6
-食道	0	0.0	0	0.0	1(0.1)	0.4	2(0.1)	0.1
-甲	0	0.0	0	0.0	0	0.0	1(<0.1)	0.0
-未特指	0	0.0	2(0.2)	0.8	0	0.0	9(0.2)	0.3
MACEs	1(0.1)	0.6	1(0.1)	0.4	1(0.1)	0.4	23(0.6)	0.7
克罗恩病	0	0.0	0	0.0	0	0.0	4(0.1)	0.1
溃疡性结肠炎	0	0.0	0	0.0	2(0.2)	0.7	7(0.2)	0.2
癌症（除外 NMSC）	1(0.1)	0.6	2(0.2)	0.8	1(0.1)	0.4	14(0.4)	0.4

銀屑病的生物制剂治疗

续 表

AEs	安慰剂组 (n=791) 第0~12周		依奇珠单抗 Q4W 组 (n=1161)		依奇珠单抗 Q2W 组 (n=1167)		依奇珠单抗暴露组 (n=3736) 第0~60周	
	患者数(%)	发生率/100 PY	患者数(%)	发生率/100 PY	患者数(%)	发生率/100 PY	患者数(%)	发生率/100 PY
NMSC	1(0.1)	0.6	1(0.1)	0.4	2(0.2)	0.7	20(0.5)	0.6
特别关注的 SAEs								
感染	3(0.4)	1.7	8(0.7)	3.0	5(0.4)	1.9	51(1.4)	1.5
MACEs	1(0.1)	0.6	2(0.2)	0.8	0	0.0	22(0.6)	0.6
克罗恩病	0	0.0	1(0.1)	0.4	1(0.1)	0.4	3(0.1)	0.1
溃疡性结肠炎	0	0.0	0	0.0	0	0.0	1(<0.1)	0.0
癌症(除外 NMSC)	1(0.1)	0.6	1(0.1)	0.4	0	0.0	10(0.3)	0.3
NMSC	0	0.0	0	0.0	0	0.0	2(0.1)	0.1
其他 SAEs	9(1.1)	5.0	16(1.4)	6.0	15(1.3)	5.6	179(4.8)	5.2
粒细胞减少症								
1级	23(2.9)	–	76(6.6)	–	81(7.0)	–	321(8.6)	–
2级	2(0.3)	–	22(1.9)	–	25(2.1)	–	97(2.6)	–
3级	1(0.1)	–	0	–	2(0.2)	–	8(0.2)	–
4级	–	–	1(0.1)	–	–	–	2(0.1)	–

1) Gordon KB, Blauvelt A, Papp KA, et al. Phase 3 trials of ixekizumab in moderate-to-severe plaque psoriasis[J]. N Engl J Med, 2016,375(4):345–356.

* 安慰剂组为 180.0 患者年(PY);依奇珠单抗 Q4W 组为 265.9 PY;依奇珠单抗 Q2W 组为 268.6 PY;依奇珠单抗暴露组为 3458.4 PY;

† 表中纳入的是在治疗期间出现或加重的不良事件;

‡ 常见的 AEs 是指那些在治疗期间同发生率的不良事件;在所有暴露于依奇珠单抗患者中的发生率≥5%,并且在诱导治疗阶段依奇珠单抗治疗组发生例数高于安慰剂组的不良事件;

¶ 由于该项专为女性患者设立。因此将分母作相应调整:安慰剂为 232,依奇珠单抗组 Q4W 为 374,依奇珠单抗 Q2W 为 401,所有依奇珠单抗暴露患者组为 1207;

§ 中性粒细胞减少症分级:1级:$1.5 \sim <2.0\times10^{9}/L$,2级:$1.0 \sim <1.5\times10^{9}/L$;3级:$0.5 \sim <1.0\times10^{9}/L$,4级:$<0.5\times10^{9}/L$。

表8-4　3项UNCOVER试验其他常见的治疗期间出现的不良事件(第0～60周)

其他常见的 TEAEs*	安慰剂组 (n=791)(PY=180.0)		第0～12周				第0～60周	
			依奇珠单抗 Q4W 组 (n=1 161)(PY=265.9)		依奇珠单抗 Q2W 组 (n=1 167)(PY=268.6)		依奇珠单抗暴露组 (n=3 736)(PY=3 458.4)	
	患者数 (%)	发生率/ 100 PY	患者数 (%)	发生率/ 100 PY	患者数 (%)	发生率/ 100 PY	患者数 (%)	发生率/ 100 PY
泌尿道感染	10(1.3)	5.6	19(1.6)	7.1	12(1.0)	4.5	117(3.1)	3.4
支气管炎	7(0.9)	3.9	15(1.3)	5.6	12(1.0)	4.9	142(3.8)	4.1
咽炎	7(0.9)	3.9	14(1.2)	5.3	6(0.5)	2.2	118(3.2)	3.4
注射部位红斑	2(0.3)	1.1	32(2.8)	12.0	52(4.5)	19.4	130(3.5)	3.8
注射部位疼痛	14(1.8)	7.8	17(1.5)	6.4	28(2.4)	10.4	65(1.7)	1.9
疲劳	9(1.1)	5.0	20(1.7)	7.5	19(1.6)	7.1	73(2.0)	2.1
腹泻	8(1.0)	4.4	18(1.6)	6.8	25(2.1)	9.3	143(3.8)	4.1
恶心	5(0.6)	2.8	15(1.3)	5.6	23(2.0)	8.6	87(2.3)	2.5
背痛	9(1.1)	5.0	16(1.4)	6.0	14(1.2)	5.2	160(4.3)	4.6
裂伤	7(0.9)	3.9	14(1.2)	5.3	4(0.3)	1.5	66(1.8)	1.9
口咽疼痛	4(0.5)	2.2	20(1.7)	7.5	16(1.4)	6.0	125(3.3)	3.6
咳嗽	7(0.9)	3.9	14(1.2)	5.3	16(1.4)	6.0	113(3.0)	3.3
肌酸磷酸激酶升高	10(1.3)	5.6	13(1.1)	4.9	19(1.6)	7.1	92(2.5)	2.7

1) Gordon KB, Blauvelt A, Papp KA, et al. Phase 3 trials of ixekizumab in moderate-to-severe plaque psoriasis [J]. N Engl J Med, 2016,375(4):345-356.

* 其他常见的TEAEs是指在任一种在依奇珠单抗组中发生率<5%,但≥5例/100 PY,且在数值上高于安慰剂组的TEAEs

依奇珠单抗组报告发生至少 1 项 SAE 的暴露调整患者比例与安慰剂组相似。此外,上述两组间因 AEs 终止研究的患者比例也相似。在诱导治疗阶段,依奇珠单抗组最常见的 SAEs 是蜂窝织炎(有 3 例患者报告),而安慰剂组未见发生次数＞1 次的 SAE 报告。表 8 - 3 和表 8 - 4 中整合的安全性数据集为来自 3 736 名患者(依奇珠单抗暴露为 3 458.4 患者年)的混合数据。在整个治疗期间(第 0~60 周),鼻咽炎是最常见的不良事件。

在诱导治疗阶段,依奇珠单抗 Q2W 组口腔念珠菌病的发生率高于依奇珠单抗 Q4W 组,并且显著高于安慰剂组(表 8 - 3)。第 0~60 周期间的念珠菌感染的暴露调整发生率和第 0~12 周期间的相似。在 3 项 UNCOVER 试验中,没有一例念珠菌感染达到 SAE 标准(如侵袭性感染,包括念珠菌血症或深部脏器感染),也没有一例因此中断治疗。在 UNCOVER - 2 试验中,有 1 例患者在诱导治疗阶段报告发生严重的念珠菌性外耳道炎,有 2 例患者在第 12~60 周期间报告发生严重的口腔念珠菌病。

在诱导治疗阶段,依奇珠单抗组发生 1 级和 2 级中性粒细胞减少症的患者比例较安慰剂组高。2 例接受依奇珠单抗 Q2W 治疗的患者和 1 例接受安慰剂治疗的患者发生 3 级中性粒细胞减少症,1 例接受依奇珠单抗 Q4W 治疗的患者发生 4 级中性粒细胞减少症(表 8 - 3)。在第 0~60 周期间所有暴露于依奇珠单抗的患者中,共计有 8 例患者发生 3 级中性粒细胞减少症,2 例患者发生 4 级中性粒细胞减少症。

在诱导治疗阶段,不管是在安慰剂组和依奇珠单抗组间,还是在依奇珠单抗 Q2W 组和依奇珠单抗 Q4W 组间,NMSC 或其他癌症的暴露调整发生率无显著性差异(表 8 - 3)。

尽管血清低水平 IL - 17 已被证实会影响动脉硬化斑块的稳定性,与反复发作的心肌梗死相关,但是中和 IL - 17 在心血管疾病发生中的作用很复杂,需要通过对大样本患者的仔细监测和长期研究来阐明。在 3 项 UNCOVER 试验前 12 wk 的诱导治疗阶段,安慰剂组和依奇珠单抗 Q4W 组的主要不良心脑血管事件的暴露调整发生率相似(分别为 0.6 和 0.8);而依奇珠单抗 Q2W 组无患者发生主要不良心脑血管事件(表 8 - 3)。在第 12~60 周期间,有 2 例原先接受依奇珠单抗 Q2W 治疗但在随机撤药研究阶段被分配到依奇珠单抗 Q4W 组的患者因心脑血管疾病死亡:1 例死于心肌梗死,另 1 例死于缺血性脑卒中。整个 UNCOVER 试验共有 3 例患者死亡,除了上述 2 例已明确死因为心脑血管疾病外,第 3 例死因不明(该患者在诱导治疗阶段及维持治疗阶段均接受依奇珠单抗 Q4W 方案治疗)。

在第 0~60 周期间持续接受依奇珠单抗治疗的患者中,有 7 例患者报告发生 UC,有 4 例患者报告发生 CD。有 3 例在诱导治疗阶段接受依奇珠单抗治疗而在随机撤药研究阶段被分配到安慰剂组的患者分别在开始安慰剂治疗的 23 d、70 d 和 134 d 后也报告发生 CD(表 8-3)。

在 3 项 UNCOVER 试验中,与接受安慰剂治疗的先前患有或同时患有 2 级以上中性粒细胞减少症的银屑病患者相比,接受依奇珠单抗治疗的患者发生感染的频率并未升高。未见报告活动性结核或结核再激活的病例。

在 3 项 UNCOVER 试验中,共计有 1 150 例患者被随机分配到依奇珠单抗 Q2W 组,其中有 103 例(9.0%)患者产生了针对依奇珠单抗的 ADA,有 19 例 (1.7%)患者产生了高滴度(≥1∶1 280)的 ADA,他们与那些未产生 ADA 的患者或仅产生低滴度至中等滴度 ADA 的患者相比,临床疗效较差。

在依奇珠单抗 Q2W 组中,那些在第 12 周时达到 sPGA 0/1、在第 12~60 周期间被随机分组接受依奇珠单抗 Q4W 治疗的患者,无一例出现高滴度的 ADA。他们始终维持着高水平的临床疗效,并且疗效在 ADA 阴性组、低滴度组及中等滴度组间无显著性差异。

2. 其他安全性问题 对于依奇珠单抗,FDA 标签上的警告和注意事项包括感染、TB 和 IBD。临床试验的安全性数据显示,依奇珠单抗总体耐受性良好。在所有临床试验中,各治疗组的鼻咽炎和上呼吸道感染发生率相当。未见发生 MS 或终末器官毒性的报告,其他 SAEs 仅限于个案报道。

(1)黏膜炎症和炎症性肠病:鉴于 IL-17A 在皮肤黏膜表面担负效应细胞因子的角色并且其在 CD 肠道组织中的表达上调,研究者们最初认为抑制 IL-17A 可改善 CD 的症状。但在 1 项观察司库奇尤单抗治疗中重度 CD 的研究中,他们发现,司库奇尤单抗与安慰剂相比不仅对 CD 无效而且会引发更多的 AEs,研究因此被提前终止。阻断 IL-17A 可能罕见黏膜炎症加重。据依奇珠单抗的Ⅲ期试验数据显示:在诱导治疗阶段,1 例接受依奇珠单抗 Q2W 治疗的患者 UC 病情加重,需要增加美沙拉嗪的剂量,2 例既往无慢性胃肠道疾病的患者在接受依奇珠单抗治疗后新发 CD;在所有暴露于依奇珠单抗的患者中,有 11 例正在接受依奇珠单抗治疗的患者发生 IBD,另有 3 例在诱导治疗阶段接受依奇珠单抗治疗的患者在随机撤药研究阶段接受安慰剂治疗时发生 IBD,分别有 3 例和 1 例患者因为 CD 和 UC 终止治疗。

据流行病学资料显示,银屑病患者的 IBD 患病率较正常人群显著升高,而 IBD 患者的银屑病发病率亦较正常人群升高。因此,结合依奇珠单抗 3 项 UNCOVER 试验的安全性数据,建议对既往有 IBD 病史的银屑病患者慎用依奇珠单抗。

(2) 中性粒细胞减少:IL-17 可能在中性粒细胞的动员和形成稳态中发挥作用。因此,阻断 IL-17 可能与银屑病患者发生中性粒细胞减少症有关。来自 3 项 UNCOVER 试验的安全性数据显示,依奇珠单抗 Q2W 组、依那西普组和安慰剂组分别有 2 例、4 例和 1 例患者发生 3 级中性粒细胞减少症($0.5 \sim <1.0 \times 10^9$/L);依奇珠单抗 Q4W 组有 1 例患者发生 4 级中性粒细胞减少症($<0.5 \times 10^9$/L),但该患者在 2d 后复查时显示中性粒计数已恢复正常。这些患者在观察期间均未合并感染。

(3) 自杀:在Ⅲ期试验中,依奇珠单抗组、依那西普组和安慰剂组分别有 5 例、3 例和 1 例患者在治疗中出现抑郁症状,并且依奇珠单抗组有 2 例患者企图自杀未遂。这 2 例自杀未遂患者均有心理触发因素,并非依奇珠单抗引起,并且其中 1 例在治疗前就有过自杀未遂史。

第五节　注　意　事　项

在使用依奇珠单抗前一定要筛查结核和乙肝,根据患者的个体情况给予最合适的应对方案和治疗建议(参考第二章第三节),活动性 TB 和 HBV 感染高度活动期患者禁用该药。对依奇珠单抗中活性成分或其他任何成分过敏者,有严重的心血管疾病、恶性肿瘤、HIV 感染,或近期接受过活病毒或者活菌疫苗接种的患者不推荐使用。在使用依奇珠单抗治疗银屑病的同时,皮肤科医生应对患者进行严密监测,避免药物不良反应。一旦出现严重不良反应,应立即中断治疗。

一、感染

对合并慢性感染或有复发性感染病史的患者应慎用依奇珠单抗。若患者发生严重感染,医生应对其停止使用依奇珠单抗并密切监测患者直至感染痊愈。

二、结核

与其他治疗斑块状银屑病的免疫调节剂一样,依奇珠单抗在活动性结核患者中是禁用的。所有患者都应在治疗前根据危险因素进行结核评估,并在治疗开始前和治疗期间筛查潜伏性结核。即便有卡介苗接种史,PPD 筛查出现直径≥5 mm 的硬结也被认为是阳性。目前,临床试验未发现有接受依奇珠单抗治疗的患者潜伏性结核复发的报告。因此,今后仍需要对该药开展更多的观察性研究和重点研究以进一步全面评估其不良反应。

三、炎症性肠病

虽然 IBD 并不是使用依奇珠单抗的绝对禁忌证,但有 IBD 病史的患者应慎用,因为研究表明该药有加重 IBD 的潜在风险。一项Ⅲ期研究显示,与安慰剂相比,阻断 IL - 17A 使 CD 和 UC 的发作更为频繁(分别为 0.1% 和 0.2%)。尽管 IBD 急性加重并不常见,但对于接受依奇珠单抗治疗且合并有活动性 IBD 或 IBD 既往史的患者应考虑到 IBD 可能会复发的问题。

四、过敏反应

已有个别临床试验报告与依奇珠单抗相关的过敏反应和荨麻疹(≤0.1%)。但 UNCOVER 试验中并无患者出现过敏反应。如果发生严重的超敏反应,应立即停药并进行适当的治疗。依奇珠单抗的自动注射笔和手动注射器均不含乳胶。

五、妊娠

目前,尚无依奇珠单抗在妊娠期间使用和相关风险的信息。由于人源化 IgG 可穿过胎盘屏障,因此,依奇珠单抗可能从母亲传给胎儿。只在治疗对母亲的潜在益处大于对胎儿的潜在风险时才考虑使用该药。

第六节　小结和建议

依奇珠单抗是一种靶向 IL - 17A 的人源化 IgG4 单克隆抗体。关键性临床试验(UNCOVER - 1,UNCOVER - 2 和 UNCOVER - 3)显示,依奇珠单抗治疗中重度斑块状银屑病的应答率和皮损清除率优于几乎所有的经 FDA 批准的用于银屑病的生物制剂。依奇珠单抗确实显示了完全清除银屑病皮损的巨大潜力,并可能成为一线生物制剂。今后对于该药需要进一步补充前瞻性登记研究数据、上市后监测数据和其他研究数据,为疗效、安全性、用药监测、疫苗接种和特殊人群用药提供结论性信息和指南建议。

第九章

其他生物制剂

第一节　赛妥珠单抗

一、简介

赛妥珠单抗(Certolizumab,Cimzia®)是一种聚乙二醇人源化 Fab' 片段单克隆抗体,可以选择性结合并中和 TNF-α,于 2008 年获得美国 FDA 批准上市,用于治疗 CD、RA 和 PsA。此后,赛妥珠单抗还被批准用于 AS 和影像学阴性中轴型脊柱关节炎(non-radiographic axial spondyloarthritis, nr-axSpA)的治疗。2018 年 5 月 27 日,赛妥珠单抗获得 FDA 批准,用于治疗成人(年龄≥18 周岁)中重度斑块状银屑病。截至目前,该药尚未在我国提交上市申请。

赛妥珠单抗治疗中重度斑块状银屑病的推荐方案为 400 mg EOW SC。对于体重≤90 kg 的患者,可考虑在第 0、2、4 周给予 400 mg 作为诱导治疗,之后每 2 周给予 200 mg 作为维持治疗。

赛妥珠单抗有冻干粉针剂和预充式手动注射器 2 种包装,冻干粉针剂包含 1 ml 注射用水和 200 mg 赛妥珠单抗,推荐由医护人员给药;手动注射器每支含有 1 ml(200 mg)赛妥珠单抗,患者经适当培训并通过皮肤科医师认定后可自行注射。推荐的自行注射部位包括腹部(脐周 5 cm 以外范围)和大腿中段前侧,上臂外侧可能只适合由医护人员给药。注射部位应每次轮换,新的注射点应距离前次注射点至少 2.5 cm,注射时应避开银屑病皮损和皮肤疼痛、淤青、发红、发硬的区域。此外,对赛妥珠单抗过敏者禁用该药。

赛妥珠单抗血清浓度的达峰时间大约出现在单次给药(400 mg SC)后的第 54～71 h;若按照低体重患者推荐计划给药,在第 5 周达到稳态血药浓度。皮下给药的生物利用度约为 80％,半衰期约为 14 d。

二、作用机制

赛妥珠单抗是一种聚乙二醇人源化 Fab' 片段单克隆抗体,可以选择性结合并中和 TNF-α。TNF-α 是一种关键的促炎性细胞因子,在炎症过程中起中心作用。与依那西普不同的是,赛妥珠单抗只结合 TNF-α,不结合 LTα(TNF-β)。此外,赛妥珠单抗与啮齿类动物和兔来源的 TNF 交叉反应差,因此,可以利用在体动物模型(人 TNF-α 作为生理活性分子)来进行药物疗效评价。

赛妥珠单抗被证实以剂量依赖方式中和人 sTNF-α 及 tmTNF-α。将赛妥珠单抗与人单核细胞一起培育,可见单核细胞经脂多糖诱导产生 TNF-α 和 IL-1β 的量减少,并且这种抑制作用是剂量依赖的。

赛妥珠单抗不含 Fc 片段(正常情况下,完整抗体中含有 Fc 片段),因此,它在体外不能固定补体,也不会引起 ADCC。体外实验显示,赛妥珠单抗不会诱导人外周血来源的单核细胞或淋巴细胞凋亡,也不会诱导中性粒细胞脱颗粒。

1 项体外组织反应性研究评估赛妥珠单抗与人正常组织冰冻切片的潜在交叉反应性,结果显示,赛妥珠单抗与人正常组织中的指定标准区块无反应性。

三、临床试验

1 项Ⅲ期、多中心、随机、双盲、活性对照物(依那西普)、安慰剂对照试验(CIMPACT)和 2 项Ⅲ期、多中心、随机、双盲、安慰剂对照试验(CIMPASI-1 和 CIMPASI-2)证实了赛妥珠单抗在中重度斑块状银屑病中的疗效和安全性。

在 CIMPACT 研究中,患者被按照 3:3:1:3 的比例随机分组,分别接受赛妥珠单抗 400 mg EOW、赛妥珠单抗 200 mg EOW、安慰剂 EOW 治疗 16 wk 和依那西普 50 mg BIW 治疗 12 wk。第 16 周时,赛妥珠单抗两个剂量组中达到 PASI-75 改善的患者被按照 1:1 的比例再次随机分组,分别接受赛妥珠单抗和安慰剂 EOW 治疗 32 wk。主要研究终点为第 12 周时 PASI-75 的应答率,次要研究终点为第 12、16、48 周时多个指标的应答率。安全性分析根据治疗期间出现的 AEs 来评估。对于所有的研究终点,赛妥珠单抗组均高于安慰剂组,赛妥珠单抗 400 mg 组的疗效优于赛妥珠单抗 200 mg 组,且不劣于依那西普组。AEs 分析结果与 TNF-α 抑制剂的一致。该研究的缺点是依那西普组不是双盲(评估者单盲)。

在 CIMPASI-1 和 CIMPASI-2 研究中,患者被按照 2∶2∶1 的比例随机分组,分别接受赛妥珠单抗 400 mg、赛妥珠单抗 200 mg 和安慰剂 EOW 治疗。第 16 周时,赛妥珠单抗两个剂量组中达到 PASI-50 改善的患者可以继续接受治疗至第 48 周。联合疗效终点为第 16 周时 PASI-75 和 PGA 0/1 的应答率,以及 PGA 改善≥2 分的患者比例。安全性分析根据治疗期间出现的 AEs 来评估。结果显示,第 16 周时,赛妥珠单抗两个剂量组的各个指标均显著高于安慰剂组,且疗效维持到第 48 周;对于大多数的疗效指标,赛妥珠单抗 400 mg 组的结果在数值上优于赛妥珠单抗 200 mg 组;未发现新的安全性信号。该研究的缺点是未设置活性比较物对照。

Mease 等进行了 1 项Ⅲ期、随机、双盲、安慰剂对照临床试验(RAPID-PsA),评估赛妥珠单抗治疗 PsA 的疗效和安全性。409 例患者被按照 1∶1∶1 的比例随机分组,分别接受安慰剂、赛妥珠单抗 200 mg EOW 和赛妥珠单抗 400 mgQ4W 治疗。部分患者既往可能已有接受其他种类 TNF-α 抑制剂治疗。主要研究终点为第 12 周时 ACR-20 的应答率和第 24 周时 mTSS 评分的改变,次要研究终点包括其他几个评估指标的应答率。共有 368 例患者完成了 24 wk 的治疗。第 12 周时,赛妥珠单抗 200 mg EOW 组和赛妥珠单抗 400 mg Q4W 组的 ACR-20 应答率分别为 58.0% 和 51.9%,显著高于安慰剂组(24.3%,各比较对 $P<0.001$),且关节症状改善最早在治疗开始后 1 wk 即出现。第 24 周时,赛妥珠单抗 2 个治疗组的其他几个评估指标也均显著优于安慰剂组。未观察到新的安全性信号。

第二节 布罗利尤单抗

一、简介

布罗利尤单抗[Brodalumab, Lumicef ®(亚太地区)、Siliq ®(北美)、Kyntheum ®(欧洲)]是一种全人源 IgG2 单克隆抗体,特异性靶向 IL-17 受体 A(interleukin-17 receptor A, IL-17RA)。布罗利尤单抗于 2016 年 7 月率先在日本上市,商品名为 Lumicef ®,用于治疗成人(年龄≥18 周岁)中重度斑块状银屑病、红皮病型银屑病、脓疱型银屑病和 PsA。随后,该药分别于 2017 年 2 月和 7 月获得美国 FDA 和欧洲 EMA 批准上市,商品名分别为 Siliq ® 和

Kyntheum®,用于治疗成人(年龄≥18周岁)中重度斑块状银屑病。目前,该药已于2019年4月向NMPA递交上市申请,拟申请的适应证为成人(≥18周岁)中重度斑块状银屑病,拟申请的商品名为立美芙®,有望不久后可获批在中国上市。

布罗利尤单抗治疗中重度斑块状银屑病的推荐剂量为210 mg,在第0、1、2周皮下给药作为诱导治疗,之后每2周1次(Q2W)给予相同剂量作为维持治疗。若患者在第12~16周时仍对该药应答不充分,应考虑停药,因为继续给药不会取得更好的疗效。

布罗利尤单抗的包装为手动预充式注射器,每支含有1.5 ml(210 mg)布罗利尤单抗。患者经适当培训并通过皮肤科医师认定后可自行注射。推荐的注射部位包括腹部(脐周5 cm以外范围)、大腿中段前侧和上臂外侧。注射部位应每次轮换,注射时应避开银屑病皮损和皮肤疼痛、淤青、发红、发硬的区域。在注射前,应目视检查溶液中是否有颗粒物质和(或)变色。药液应清澈无色或呈微黄色,如果存在任何异常,应丢弃药液。

布罗利尤单抗血清浓度的达峰时间大约出现在单次给药(210 mg SC)后的第3天;若连续每2周给药1次,在第4周达到稳态血药浓度;皮下给药的生物利用度约为55%,半衰期约为11 d。

二、作用机制

布罗利尤单抗是一种全人源IgG2单克隆抗体,可以通过选择性结合人IL-17RA,抑制其与细胞因子IL-17A、IL-17F、IL-17C、IL-17A/F异二聚体和IL-17E(即IL-25)的结合。IL-17RA是一种表达在细胞表面的蛋白,是IL-17家族多种细胞因子所对应的受体复合物的必要组分。阻断IL-17RA可以抑制IL-17细胞因子诱导的免疫应答(包括促炎因子和趋化因子的释放)。

三、临床试验

Nakagawa等进行了1项II期、多中心、随机、双盲、安慰剂对照、平行组比较试验。研究共纳入151例患有中重度斑块状银屑病(伴或不伴PsA)的日本患者,按照1:1:1:1:1的比例随机分组,在第0、1、2、4、6、8、10周分别给予布罗利尤单抗70 mg、布罗利尤单抗140 mg、布罗利尤单抗210 mg和安慰剂治疗。主要疗效终点为第12周时患者PASI评分的改善,次要疗效终点为第12周时达到 PASI－75、PASI－90、PASI－100 和 sPGA 0/1 的患者比例。结果显示，第 12 周时，各组 PASI 平均改善率分别为 37.7%、82.2%、96.8% 和 9.4%，布罗利尤单抗各剂量组的疗效显著高于安慰剂组（各剂量组分别与安慰剂组比较，$P<0.001$），并且疗效随着剂量的升高而增加。第 12 周时，210 mg 组（$n=37$）中分别有 94.6%（$P<0.001$）、91.9%（$P<0.001$）和 59.5%（$P<0.001$）的患者达到 PASI－75、PASI－90 和 PASI－100，而来自安慰剂组的数据分别为 7.9%、2.6% 和 0。布罗利尤单抗各剂量组最常见的 AEs 包括鼻咽炎、腹泻、上呼吸道感染和毛囊炎。

Papp 等进行了 1 项为期 120 wk 的 OLE 研究，在 181 例患者中评估布罗利尤单抗治疗的长期疗效和安全性。对于体重≤100 kg 的患者，隔周给予 140 mg 该药，而对于体重＞100 kg 或应答不充分的患者，隔周给予 210 mg 该药。共计有 144 例患者完成了该项研究。第 120 周时，在接受布罗利尤单抗治疗的患者中分别有 86%、70% 和 51% 的患者达到 PASI－75、PASI－90 和 PASI－100。最常见的 AEs 包括鼻咽炎、上呼吸道感染、关节痛和背痛。该研究的缺点是缺乏对照组。

Mease 等通过 1 项Ⅱ期、多中心、随机、双盲、安慰剂对照试验证实布罗利尤单抗还可治疗 PsA。研究共纳入 168 例活动性 PsA 患者，按照 1∶1∶1 的比例随机分组，在第 0、1、2、4、6、8、10 周分别给予布罗利尤单抗 140 mg、布罗利尤单抗 280 mg 和安慰剂治疗（RCT 阶段）；第 12 周时，所有未退出研究的患者被给予布罗利尤单抗 280 mg EOW 治疗（长达 5 年的 OLE 研究阶段）。主要疗效终点为第 12 周时达到 ACR－20 的患者比例。结果显示，共计有 159 例患者完成了 RCT 阶段研究，134 例患者完成了为期 40 wk 的 OLE 阶段研究。第 12 周时，布罗利尤单抗 140 mg 组、布罗利尤单抗 280 mg 组和安慰剂组分别有 37%、39% 和 18% 的患者达到 ACR－20（各剂量组与安慰剂组比较，$P<0.05$）。第 24 周时，RCT 阶段中的布罗利尤单抗 140 mg 组、布罗利尤单抗 280 mg 组和安慰剂组（从第 12 周开始均接受布罗利尤单抗 280 mg EOW 治疗）分别有 51%、64% 和 44% 的患者达到 ACR－20。

Lebwohl 等通过 2 个Ⅲ期安慰剂对照试验（AMAGINE－2 和 AMAGINE－3）比较了布罗利尤单抗和乌司奴单抗治疗中重度斑块状银屑病的疗效和安全性。患者被按照 1∶1∶1∶1 的比例随机分组，分别接受布罗利尤单抗 140 mg EOW、布罗利尤单抗 210 mg EOW、基于体重的标准剂量乌司奴单抗治疗和安慰剂治疗。第 12 周时，在 AMAGINE - 2 研究中，布罗利尤单抗 140 mg 组和布罗利尤单抗 210 mg 组分别有 86％和 67％的患者达到 PASI - 75，显著高于安慰剂组（8％，$P<0.001$）；在 AMAGINE - 3 研究中，布罗利尤单抗 140 mg 组和布罗利尤单抗 210 mg 组分别有 85％和 69％的患者达到 PASI - 75，显著高于安慰剂组（6％，$P<0.001$）；此外，布罗利尤单抗组的 sPGA 0/1 的应答率也显著高于安慰剂组（$P<0.001$）。第 12 周时，在 AMAGINE - 3 研究中，布罗利尤单抗 140 mg 组的 PASI - 100 应答率显著高于乌司奴单抗组（27％ $vs.$ 19％；$P<0.05$）；在 AMAGINE - 2 研究中，前者亦高于后者（26％ $vs.$ 22％；$P=0.08$），但结果没有统计学意义。第 12 周时，布罗利尤单抗 210 mg 组的 PASI - 100 应答率在两项试验中均显著高于乌司奴单抗组（AMAGINE - 2 研究为 44％ $vs.$ 22％；AMAGINE - 3 研究为 37％ $vs.$ 19％；各比较对 $P<0.001$）。此外，布罗利尤单抗 210 mg 组患者的 PASI 改善速度几乎是乌司奴单抗组的 2 倍，达到 PASI - 75 改善的中位时间仅为 4 wk。值得注意的是，布罗利尤单抗组比乌司奴单抗组或安慰剂组更常发生念珠菌病，这可能与其阻断 IL - 17 影响宿主对真菌的防御有关；除此之外，有 4 例患者自杀，其中 2 例具有焦虑和抑郁症病史，1 例有严重的经济压力，另 1 例有法律困境（即将面临监禁），因而，尚无充分证据表明自杀与该药有关。

第三节　古塞奇尤单抗

一、简介

古塞奇尤单抗（Guselkumab；Tremfya®）是一种全人源 IgG1λ 单克隆抗体，可选择性结合并抑制 IL - 23p19 亚基。古塞奇尤单抗于 2017 年 7 月 13 日获得美国 FDA 批准上市，用于治疗成人（年龄≥18 周岁）中重度斑块状银屑病。该药目前已于 2019 年 6 月向 NMPA 递交上市申请，拟申请的适应证为成人（年龄≥18 周岁）中重度斑块状银屑病，拟申请的商品名为特诺雅®，有望年内可获批在中国上市。

古塞奇尤单抗治疗中重度斑块状银屑病的推荐剂量为 100 mg，在第 0、4 周皮下给药作为诱导治疗，之后每 8 周 1 次（Q8W）给予相同剂量作为维持治疗。

古塞奇尤单抗有手动预充式注射器和一键按压预充式注射器两种包装，每支含有 1 ml(100 mg)古塞奇尤单抗。患者经适当培训并通过皮肤科医师认定后可自行注射。推荐的注射部位包括腹部(脐周 5 cm 以外范围)、大腿中段前侧和上臂外侧。注射部位应每次轮换,注射时应避开银屑病皮损和皮肤疼痛、淤青、发红、发硬的区域。古塞奇尤单抗药液清澈无色或呈微黄色,可能含有一些透明的小颗粒。对古塞奇尤单抗过敏者禁用该药。

古塞奇尤单抗血清浓度的达峰时间大约出现在单次给药(100 mg SC)后的第 5.5 天;皮下给药的生物利用度约为 49%,半衰期约为 18 d。

二、作用机制

古塞奇尤单抗是一种全人源 IgG1λ 单克隆抗体,选择性结合 IL‐23 的 p19 亚基,抑制其与 IL‐23 受体间的相互作用。IL‐23 是一种天然存在的参与炎症和免疫应答的细胞因子。古塞奇尤单抗通过结合 IL‐23 的 p19 亚基,抑制促性炎细胞因子和趋化因子的释放。

三、临床试验

Gordon 等完成了 1 项为期 52 wk 的 Ⅱ 期、剂量范围、随机、双盲、安慰剂对照、活性药物比较试验,比较古塞奇尤单抗与阿达木单抗治疗中重度斑块状银屑病的疗效和安全性。研究共纳入 293 例患者,按照 1∶1∶1∶1∶1∶1∶1 的比例随机分组,分别给予古塞奇尤单抗 5 mg(在第 0、4 周及之后的 Q12W 给药)、古塞奇尤单抗 15 mg(Q8W 给药)、古塞奇尤单抗 50 mg(在第 0、4 周及之后的 Q12W 给药)、古塞奇尤单抗 100 mg(Q8W 给药)、古塞奇尤单抗 200 mg(在第 0、4 周及之后的 Q12W 给药)、阿达木单抗(标准剂量)和安慰剂治疗。古塞奇尤单抗各剂量组给药至第 40 周。第 16 周时,安慰剂组交叉,接受古塞奇尤单抗 100 mg(Q8W)治疗。主要研究终点为第 16 周时达到 PGA 0/1 的患者比例。

第 16 周时,古塞奇尤单抗各剂量组达到 PGA 0/1 的患者比例罗列如下:5 mg 组(34%)、15 mg 组(61%)、50 mg 组(79%)、100 mg 组(86%)、200 mg 组(83%),显著高于安慰剂组(7%)(与各剂量组比较:$P < 0.01$),并且这种疗效持续升高直至第 40 周;第 16 周时,古塞奇尤单抗 50 mg 组、100 mg 组和 200 mg 组达到 PGA 0/1 的患者比例显著高于阿达木单抗组(58%)(与各剂量组比较:$P < 0.05$)。第 40 周时,古塞奇尤单抗 50 mg 组、100 mg 组和 200 mg 组达到 PGA 0/1 的患者比例仍旧显著高于阿达木单抗组(分别为 71%、、77% 和 81%

*vs.*49%)。各研究组在 AEs、SAEs 或感染等方面无显著性差异。

Griffiths 等评估了来自 1 项Ⅲ期试验 VOYAGE - 1 的 2 年数据。在该研究中,患者被随机分组,分别接受安慰剂、古塞奇尤单抗和阿达木单抗治疗。第16 周时,安慰剂组交叉,接受古塞奇尤单抗治疗(安慰剂→古塞奇尤单抗组);第52 周时,阿达木单抗组交叉,接受古塞奇尤单抗治疗(阿达木单抗→古塞奇尤单抗组);所有患者在第 52 周以后开放标签,均接受古塞奇尤单抗治疗。疗效终点指标包括 PASI - 75、PASI - 90、PASI - 100、IGA 0/1 和 IGA 0 等。第 100 周时,古塞奇尤单抗组达到 PASI - 75、PASI - 90、PASI - 100、IGA 0/1 和 IGA 0 的患者比例分别为 94.8%、82.1%、49.0%、82.4%和 53.8%,而安慰剂→古塞奇尤单抗组和阿达木单抗→古塞奇尤单抗组的结果与之类似。这项研究提示古塞奇尤单抗可以改善接受阿达木单抗治疗患者的疗效。

安全性方面,第 16 周时,VOYAGE - 1 研究中古塞奇尤单抗组常见的不良反应发生率为 0.1%～1.0%,包括头痛、念珠菌感染和荨麻疹。古塞奇尤单抗组和安慰剂组分别有 23%和 21%的患者发生感染,最常见的感染(≥1%)包括上呼吸道感染、胃肠炎、皮肤癣菌感染和单纯疱疹病毒感染,均为轻中度感染,未停药;两组肝酶升高的发生率分别为 2.6%和 1.9%,其中古塞奇尤单抗组有 21例患者出现肝酶升高,除了 1 例较重外,其余均为轻中度,未停药。

第四节　蒂尔他昔单抗

一、简介

蒂尔他昔单抗(Tildrakizumab, Ilumya ®)是一种人源化 IgG1/k 单克隆抗体,可选择性结合并抑制 IL - 23p19 亚基。蒂尔他昔单抗于 2018 年 3 月 21 日获得美国 FDA 批准上市,用于治疗成人(年龄≥18 周岁)中重度斑块状银屑病。截至目前,该药尚未在我国提交上市申请。

蒂尔他昔单抗治疗中重度斑块状银屑病的推荐剂量为 100 mg,在第 0、4 周皮下给药作为诱导治疗,之后每 12 周 1 次(Q12W)给予相同剂量作为维持治疗。若发现有 1 剂缺失,应立即补注射 1 剂,之后继续按照原定的常规间隔给药。

蒂尔他昔单抗的包装为手动预充式注射器,每支含有 1 ml(100 mg)蒂尔他昔单抗,仅推荐由医护人员给药。推荐的注射部位包括腹部(脐周 5 cm 以外范围)、大腿中段前侧和上臂外侧。注射部位应每次轮换,注射时应避开银屑病皮损和皮肤疼痛、淤青、发红、发硬的区域。对蒂尔他昔过敏者禁用该药。

蒂尔他昔单抗血清浓度的达峰时间大约出现在单次给药(100 mg SC)后的第 6 天;皮下给药的生物利用度为 73%～83%,半衰期约为 23 d。

二、作用机制

蒂尔他昔单抗是一种人源化 IgG1/κ 单克隆抗体,可选择性结合 IL-23 的 p19 亚基,抑制其与 IL-23 受体间的相互作用。IL-23 是一种天然存在的参与炎症和免疫应答的细胞因子。蒂尔他昔单抗通过结合 IL-23 的 p19 亚基,抑制促炎性细胞因子和趋化因子的释放。

三、临床试验

Papp 等在 1 项Ⅱb 期、随机、安慰剂对照试验中评估了蒂尔他昔单抗治疗中重度斑块状银屑病的疗效和安全性。该研究分为Ⅰ、Ⅱ、Ⅲ 3 个阶段,共纳入 355 例患者,按照 1∶1∶1∶1∶1 的比例随机分组,分别接受蒂尔他昔单抗 5 mg、蒂尔他昔单抗 25 mg、蒂尔他昔单抗 100 mg、蒂尔他昔单抗 200 mg 和安慰剂治疗,给药时间为第 0、4 周(Ⅰ阶段)和之后的 Q12W 直至第 52 周(Ⅱ阶段)。所有受试者在第 52 周之后停止用药,接受随访观察直至第 72 周(Ⅲ阶段)。主要疗效终点为第 16 周时 PASI-75 的应答率

第 16 周时,蒂尔他昔单抗 5 mg 组、蒂尔他昔单抗 25 mg 组、蒂尔他昔单抗 100 mg 组和蒂尔他昔单抗 200 mg 组达到 PASI-75 的患者比例分别为 33.3%、64.4%、66.3%和 74.4%,显著高于安慰剂组(4.4%,各比较对 $P \leqslant$ 0.001)。蒂尔他昔单抗各剂量组的疗效在 52 wk 内维持高水平,并且在停药后的 20 wk 内仍可以保持。治疗组和安慰剂组之间的唯一不良事件差异是,蒂尔他昔单抗各剂量组的高血压发生率更高,尽管这些相关患者多数在基线时就有高血压或边缘性高血压。可能与药物相关的 SAEs 包括细菌性关节炎和淋巴瘤(Ⅰ阶段),以及黑色素瘤、卒中、会厌炎和膝关节感染(Ⅱ阶段)。

Reich 等进行了 2 项Ⅲ期、多中心、随机、双盲、安慰剂对照、平行组试验(reSURFACE-1 和 reSURFACE-2),旨在研究蒂尔他昔单抗治疗中重度斑块状银屑病是否优于安慰剂或依那西普。研究的纳入标准为:年龄≥18 周岁,确

诊中重度斑块状银屑病≥6个月，PASI≥12分，PGA≥3分，BSA≥10%。reSURFACE-1研究共纳入1 772例患者，按照2∶2∶1的比例分组，分别给予蒂尔他昔单抗200 mg、100 mg和安慰剂治疗；reSURFACE-2研究共纳入1 090例患者，按照2∶2∶1∶2的比例随机分组，分别给予蒂尔他昔单抗200 mg、蒂尔他昔单抗100 mg、安慰剂和依那西普50 mg治疗。蒂尔他昔单抗的给药时间为第0、4周（Ⅰ阶段）和第16周（Ⅱ阶段，第12周和16周时，安慰剂组患者被再次随机分组，分别接受蒂尔他昔单抗200 mg和蒂尔他昔单抗100 mg治疗）。在reSURFACE-2研究中，依那西普组在Ⅰ阶段和Ⅱ阶段的治疗剂量分别为50 mg BIW和50 mg QW。疗效终点为第12周时达到PASI-75和PGA 0/1的患者比例。

reSURFACE-1研究结果显示：第12周时，蒂尔他昔单抗200 mg组和蒂尔他昔单抗100 mg组分别有62%和64%的患者达到PASI-75，显著高于安慰剂组（6%，各比较对$P<0.001$）；此外，两组分别有59%和58%的患者达到PGA 0/1，显著高于安慰剂组（7%，各比较对$P<0.001$）。

reSURFACE-2研究结果显示：第12周时，蒂尔他昔单抗200 mg组和蒂尔他昔单抗100 mg组分别有66%和61%的患者达到PASI-75，显著高于安慰剂组（6%，各比较对$P<0.001$）和依那西普组（48%，各比较对$P≤0.001$）；此外，200 mg组和100 mg组均有59%的患者达到PGA 0/1，高于依那西普组（48%，200 mg组：$P=0.003 1$，100 mg组：$P=0.066 3$），显著高于安慰剂组（4%，各比较对$P<0.000 1$）。有1例患者在该研究中死亡，但由于该患者既往患有酒精性心肌病和脂肪肝，因而不能判定死亡一定与该药相关；其他常见（≥1%）的不良反应包括上呼吸道感染、注射部位反应和腹泻。

第五节　利桑基单抗

一、简介

利桑基单抗（Risankizumab，Skyrizi ®）是一种全人源IgG1单克隆抗体，可选择性结合并抑制IL-23p19亚基。利桑基单抗于2019年4月24日获得美国FDA批准上市，用于治疗成人（年龄≥18周岁）中重度斑块状银屑病。截至目前，该药尚未在我国提交上市申请。

利桑基单抗治疗中重度斑块状银屑病的推荐剂量为 150 mg,在第 0、4 周皮下给药作为诱导治疗,之后每 12 周 1 次(Q12W)给予相同剂量作为维持治疗。若发现有 1 剂缺失,应立即补注射 1 剂,之后继续按照原定的常规间隔给药。

利桑基单抗为手动预充式注射器包装,每支含有 0.83 ml(75 mg)利桑基单抗。患者经适当培训并通过皮肤科医师认定后可自行注射。推荐的自行注射部位包括腹部(脐周 5 cm 以外范围)和大腿中段前侧,上臂外侧可能只适合由医护人员给药。注射部位应每次轮换,注射时应避开银屑病皮损和皮肤疼痛、淤青、发红、发硬的区域。利桑基单抗药液清澈无色或呈微黄色,可能含有一些透明的或白色小颗粒。若药液中含有大颗粒或呈云雾状或已变色,应丢弃药液,不得使用。此外,对利桑基单抗过敏者禁用该药。

利桑基单抗血清浓度的达峰时间大约出现在单次给药(150 mg SC)后的第 3~14 d;若按照推荐计划给药,在第 16 周达到稳态血药浓度。皮下给药的生物利用度约为 89%,半衰期约为 11 d。

二、作用机制

利桑基单抗是一种全人源 IgG1 单克隆抗体,选择性结合 IL-23 的 p19 亚基,抑制其与 IL-23 受体间的相互作用。IL-23 是一种天然存在的参与炎症和免疫应答的细胞因子。利桑基单抗通过结合 IL-23 的 p19 亚基,抑制促炎性细胞因子和趋化因子的释放。

三、临床试验

Papp 等完成了 1 项 II 期、随机、双盲、活性比较物对照试验,旨在比较利桑基单抗与乌司奴单抗治疗中重度斑块状银屑病的疗效和安全性。研究共纳入 166 例患者,按照 1∶1∶1∶1 的比例随机分组,分别给予利桑基单抗 18 mg(第 0 周 1 次注射)、利桑基单抗 90 mg(第 0、4、16 周)、利桑基单抗 180 mg(第 0、4、16 周)以及乌司奴单抗 45 mg 或 90 mg(根据体重给药,第 0、4、16 周)治疗。主要研究终点是第 12 周时 PASI-90 的应答率。

第 12 周时,利桑基单抗 90 mg 组和利桑基单抗 180 mg 组共有 77% 的患者达到 PASI-90,显著高于乌司奴单抗组(40%,$P < 0.001$);利桑基单抗 90 mg 组和利桑基单抗 180 mg 组共有 45% 的患者达到 PASI-100,也显著高于乌司

奴单抗组(18％,$P<0.001$)。利桑基单抗 90 mg 组和利桑基单抗 180 mg 组的患者在第 16 周最后一次给药后,疗效通常可维持 20 wk。利桑基单抗 18 mg 组、利桑基单抗 90 mg 组和乌司奴单抗组分别有 12％(5)、15％(6)和 8％(3)的患者出现 SAEs(包括 2 例基底细胞癌和 1 例 MACE),利桑基单抗 180 mg 组未见 SAEs,但这可能与研究人群不够大、观察时间不够长有关。

第十章

生物制剂联合治疗

银屑病是一种严重影响患者生活质量的慢性炎症性疾病,常合并心血管、代谢、风湿、精神等方面的共病。较早的研究显示,约 20% 的患者为中重度疾病,17% 的患者需要局部治疗以外的治疗(如光疗或系统治疗药物),25%~38% 的患者不满意他们的治疗方法。如今,随着各种生物制剂的不断涌现和应用于临床,较传统的系统治疗药物(MTX、CsA 和阿维 A)与新型生物制剂(如阿达木单抗、乌司奴单抗、司库奇尤单抗、依奇珠单抗、依那西普和英夫利西单抗)的联合治疗或将成为银屑病治疗的新兴领域(表 10 - 1)。

随着这种慢性疾病治疗方法的进步,临床医生被迫扩充了治疗方案的选择,并从传统疗法中开创出多种联合疗法,以用于治疗顽固性疾病或单用某种传统的系统药物可能会引起终末器官累积毒性的病例。采用生物制剂联合 MTX、CsA 和阿维 A 等系统药物治疗具有增强疗效、加速疾病进入缓解期和减少不良事件发生的潜在优势。当联合使用免疫抑制剂时,应考虑减少免疫抑制剂的使用剂量,并尽可能缩短同时使用 1 种以上免疫抑制剂的重叠期。本章接下来将分别阐述不同生物制剂联合传统口服药物或光疗治疗中重度斑块状银屑病和 PsA 的相关内容。

第一节 生物制剂联合甲氨蝶呤

多项随机对照试验、开放标签试验和回顾性分析研究已证实 MTX 治疗中重度斑块状银屑病及 PsA 有显著疗效。MTX 联合生物制剂治疗是一个新兴的需要多方面考量的治疗领域。重要的是,生物治疗联合 MTX 不会增加 MTX 的骨髓毒性或肝脏毒性。虽然目前还没有关于 MTX 与 IL - 17 抑制剂联合治疗的文献报道,但我们可以推测这两种药物联合治疗比单药治疗更有效。

表 10-1 生物制剂与系统药联合治疗银屑病

联合治疗方案	参考文献	剂量	对照	研究类型
MTX+依那西普	Gottlieb,等,2012	依那西普(前12周50 mg BIW,后12周50 mg QW)+MTX(7.5~15 mg/wk)	依那西普单药治疗(前12周50 mg BIW,后12周50 mg QW)	RCT
	Zachariae,等,2008	依那西普(前12周50 mg BIW,后12周25 mg BIW)+MTX(24周稳定剂量)	依那西普(前12周50 mg BIW,后12周25 mg BIW)+MTX(前12周稳定剂量,之后4周逐渐减量至停药)	开放标签的 RCT
	Gelfand,等,2008	依那西普(前12周50 mg BIW;后12周50 mg QW,连续或间断给药)+MTX(稳定剂量)	依那西普单药治疗(前12周50 mg BIW;后12周50 mg QW,连续或间断给药)	开放标签的 RCT
	Driessen,等,2008	依那西普(前12周50 mg BIW,后12周25 mg BIW)+MTX(2.5~35 mg/wk)	无	病例系列
MTX+英夫利西单抗	Dalaker & Bonesronning,2009	英夫利西单抗(3 mg/kg,在第0、2、6周及之后的Q8W给药)+MTX(7.5~15 mg/wk)	无	回顾性病历综述
	Wee,等,2012	英夫利西单抗(3 mg/kg或5 mg/kg,在第0、2、6周及之后的Q8W给药)+MTX(5~20 mg/wk)	无	回顾性病历综述
MTX+阿达木单抗	Philipp,等,2012	标准剂量阿达木单抗+MTX(12.4±4.5 mg/wk)	无	回顾性病历综述
MTX+乌司奴单抗	Puig,2012	乌司奴单抗90 mg(短期增加给药频率)+MTX(10 mg/wk)	无	病例报告

续 表

联合治疗方案	参考文献	剂量	对照	研究类型
CsA+依那西普	Yamauchi & Lowe, 2006	CsA(200 mg BID 直至达到 PASI-50), 之后依那西普(50 mg QW)+CsA(逐渐减量)	无	病例系列分析
	Lee, 等, 2010	CsA(200 mg/d)+依那西普(50 mg QW)	无	病例系列分析
CsA+阿达木单抗	Karanikolas, 等, 2011	CsA(2.5~3.75 mg/kg/d)+阿达木单抗(40 mg EOW)	CsA 单药治疗(2.5~3.75 mg/kg/d)或阿达木单抗单药治疗(40 mg EOW)	开放标签的非随机试验
阿维 A+依那西普	Gisondi, 等, 2008	依那西普(25 mg QW)+阿维 A(0.4 mg/kg/d)	依那西普单药治疗(25 mg QW)或阿维 A 单药治疗(0.4 mg/kg/d)	RCT

一、依那西普联合甲氨蝶呤

依那西普在欧美被批准用于中重度斑块状银屑病和 PsA 的治疗。对于中重度斑块状银屑病的推荐治疗方案为：前 12wk 给予 50 mg BIW SC，作为诱导治疗；12wk 以后给予 50 mg QW SC，作为维持治疗。对于 PsA 的推荐治疗方案为 50 mg QD SC。对于那些对 MTX 单药治疗抵抗的 PsA 患者，可给予依那西普＋MTX 联合治疗，因为这种联合疗法的长期安全性已在 RA 患者中得到证实。

多个随机对照试验表明，依那西普联合 MTX 治疗银屑病的疗效优于依那西普单药治疗。Gottlieb 等完成了 1 项最大规模的为期 24 wk 的随机对照试验，旨在比较依那西普＋MTX 联合治疗与依那西普单药治疗的疗效。该研究共纳入 478 例既往对依那西普和 MTX 单药治疗均有应答的中重度斑块状银屑病患者，他们被按照 1:1 的比例随机分组。在前 12 wk，两组患者分别接受依那西普 50 mg BIW＋MTX 7.5～15 mg/wk 联合治疗和依那西普 50 mg BIW＋安慰剂单药治疗，在后 12 周，患者分别接受依那西普 50 mg QW＋MTX 7.5～15 mg/wk 联合治疗和依那西普 50 mg QW＋安慰剂单药治疗。研究的主要终点为第 24 周时达到 PASI-75 的患者比例。结果显示，第 24 周时，联合治疗组和单药治疗组分别有 77.3％和 60.3％的患者达到 PASI-75（$P<0.0001$），分别有 34.0％和 23.1％的患者达到 PASI-90（$P=0.03$）。基于 sPGA 评分，第 12 周时，联合治疗组达到 sPGA 0/1 的患者比例为 65.5％，显著高于单药治疗组（47.0％，$P=0.01$）；第 24 周时，联合治疗组达到 sPGA 0/1 的患者比例为 71.8％，显著高于单药治疗组（54.3％，$P=0.01$）。联合治疗组的 AEs 发生率为 74.9％，高于单药治疗组（59.8％），两组报告的 AEs 相似，并且分别有 3 例 SAEs 的报告。该研究提示，依那西普联合 MTX 治疗中重度斑块状银屑病的疗效优于依那西普单药治疗。

在 1 项为期 24 wk 的随机开发标签队列研究中，Zachariae 等研究了依那西普联合 MTX 治疗既往对 MTX 应答不充分的中重度银屑病患者的疗效和安全性。在该研究中，59 例中重度斑块状银屑病患者［PASI≥8，或 BSA＞10％，既往 MTX 治疗（≥7.5 mg/wk，≥3 个月）应答不充分］被按照 1:1 的比例随机分为两组。在前 12 wk，两组患者均接受依那西普 50 mg BIW＋MTX 稳定剂量治疗；在后 12 wk，两组的依那西普治疗剂量均减为 25 mg BIW，并且其中一组的

MTX 开始逐渐减量 4 周至停药($n=28$)，而另一组的 MTX 剂量不变($n=31$)。第 24 周时，依那西普＋MTX 联合治疗组和依那西普＋MTX 减量治疗组中分别有 66.7％和 37.0％的患者达到 PGA 0/1($P=0.025$)；与依那西普＋MTX 减量治疗组相比，依那西普＋MTX 联合治疗组发生感染的患者比例显著升高；两组 AEs 相似，大多数 AEs 为轻中度，未见结核、恶性肿瘤或机会性感染的报告。该研究提示，依那西普＋MTX 联合治疗银屑病安全有效，是一个很好的替代方案。

此外，依那西普安全性和有效性评估(Etanercept Assessment of Safety and Effectiveness，EASE)研究是 1 项多中心、随机、开放标签试验，旨在比较银屑病患者在接受依那西普 50 mg BIW 治疗 12 wk 后，随机继续接受依那西普 50 mg QW 连续或间断治疗 12 wk 的疗效差异。那些在基线前已服用 8 wk 稳定剂量 MTX 的患者在这项研究中可以继续口服相同剂量 MTX。结果显示，第 24 周时，与接受依那西普单药治疗的患者相比，接受依那西普＋MTX 联合治疗的患者更易于达到 PGA 0～2。事实上，很多患者在治疗中可以逐渐减少 MTX 的剂量甚至最终停药。

另一项针对高需求患者的小规模病例系列分析显示，与 MTX 单药治疗相比，依那西普＋MTX 联合治疗不仅可以使患者的疗效达到最大，而且也不会显著增加实验室检查异常值或 AEs 的发生。

依那西普＋MTX 联合疗法的疗效优于单药治疗的药理学机制尚未阐明。在依那西普其他联合疗法中，对银屑病皮损和非皮损部位的研究表明，联合疗法对炎症标志物的靶向性显著高于单药治疗。

事实上，大型的风湿病学研究如评估患者影像学结果的依那西普和 MTX (单药或联合治疗活动性 RA)试验(trial of etanercept and methotrexate with radiographic patient outcomes，TEMPO)以及 MTX 联合依那西普治疗早期活动性 RA 的试验(combination of methotrexate and etanercept in active early rheumatoid arthritis，COMET)发现，与依那西普或 MTX 单药治疗相比，依那西普＋MTX 联合疗法在 SAE 或 SIE 发生率方面无显著性差异。

由于只有少数试验分析了联合疗法是否具有增加 AEs 发生的潜在风险，所以仍建议临床医生在选择该疗法时要注意密切随访。据北美风湿病研究者学会 (the Consortium of Rheumatology Researchers of North America, CORRONA)的 RA 患者数据库显示，与任何单药治疗相比，MTX＋TNF - α 抑制剂联合疗法不会引起更高的感染风险。此外,瑞典的 PsA 患者登记研究显示,联合治疗患者群的 SAE 发生率与 MTX 单药治疗患者群的相似。另有一项研究论述了依那西普＋MTX 联合治疗方案在患者病情控制后将 MTX 逐渐减量至最小有效剂量的可能性。这种联合治疗方案不仅已被多项研究证明对 RA、JIA 和 PsA 有效,而且还可以将 MTX 的毒性风险降到最低。

基于在上述研究和病例报告中的成功应用,依那西普＋MTX 联合疗法可以被认为是治疗顽固性银屑病的一个有效的替代方案。

二、英夫利西单抗联合甲氨蝶呤

英夫利西单抗被推荐作为重度斑块状银屑病的治疗药物,推荐治疗剂量为 5 mg/kg,在第 0、2、6 周及之后的 Q8W 静脉滴注给药。美国 FDA 批准英夫利西单抗 3 mg/kg＋MTX 联合治疗 RA 以及英夫利西单抗 5 mg/kg＋硫唑嘌呤 (azathioprine,AZA)联合治疗 CD。这样的联合疗法在银屑病中较少见。

来自 PsA 英夫利西单抗多国对照试验 2(Infliximab Multinational Psoriatic Arthritis Controlled Trial 2,IMPACT 2)的 1 项亚组分析评估了 MTX($\leqslant$25 mg/wk,平均剂量 16.2 mg/wk)＋英夫利西单抗联合治疗方案的疗效。第 54 周时,联合治疗组和英夫利西单抗治疗组中分别有 53% 和 48% 的患者达到 PASI-75;两组的安全性结果相似。

Dalaker 等对 23 例银屑病患者的病历进行了回顾性分析。其中,18 例患者接受英夫利西单抗 3 mg/kg(17/18)或 5 mg/kg(1/18)静脉滴注＋MTX 7.5～15 mg/wk 肌内注射(intramuscular,IM)联合治疗,另 5 例接受英夫利西单抗 5 mg/kg 静脉滴注＋AZA 联合治疗。所有患者都曾经历过 MTX、CsA 或 PUVA 等治疗的失败。这些患者的英夫利西单抗治疗在第 0、2、6 周和之后的 Q8W 给药。若患者在治疗 6 个月后仍能稳定维持疗效,可适当延长英夫利西单抗的给药间隔时间至 9～14 周(大多数患者每 8～10 周给药 1 次)。结果显示,第 14 周时,分别有 91.3%、69.6% 和 39.1% 的患者达到 PASI-50、PASI-75 和 PASI-90。只有 2 例患者因为失去疗效而分别在治疗开始 15 个月后和 3 年后停止英夫利西单抗治疗,其余患者均达到 PASI-50 的临床应答并维持治疗至最后一次访视。不良反应包括头痛、头晕以及 1 例合并其他多种危险因素的患者在英夫利西单抗注射 2 次后发生肺栓塞。此外,还有轻度感染的报告,但这些感染经过标准治疗可成功治愈。未见传统 MTX 治疗中常见的肝脏毒性报告。为解决既往报道的英夫利西单抗单药治疗在 1 年后失去疗效的问题，相关患者被给予缩短英夫利西单抗给药间隔或增加 MTX 剂量的处理。该研究显示，英夫利西单抗联合 MTX 或 AZA 的长期（＞1 年）维持治疗对中重度斑块状银屑病患者有效且耐受性好。

通常认为，英夫利西单抗＋MTX 联合疗法有利于抑制 ADA 的生成，并且同时给予 MTX 还可以降低英夫利西单抗的免疫原性。Wee 等开展的另一项研究表明，英夫利西单抗＋MTX 联合治疗组的输液反应发生率显著低于英夫利西单抗单药治疗组。1 项治疗 PsA 和 RA 的临床试验表明，英夫利西单抗＋MTX 联合疗法的疗效更好。联合疗法选用较低剂量的英夫利西单抗使得治疗的成本效益更优。在接受英夫利西单抗/AZA 联合治疗的 IBD 患者中有发生肝脾 T 细胞淋巴瘤的报告，这被认为与英夫利西单抗治疗相关。因此，选用英夫利西单抗联合疗法仍需谨慎，不推荐作为一线治疗。

三、阿达木单抗联合甲氨蝶呤

阿达木单抗用于治疗中重度斑块状银屑病的推荐方案为：第 0 周时，给予 80 mg 负荷剂量，第 1 周时，给予 40 mg，之后给予 40 mg EOW 维持剂量。Philipp 等审阅了 32 例接受阿达木单抗＋MTX 联合治疗的银屑病患者的病案资料，并对此作回顾性分析。这些患者大多接受了标准剂量阿达木单抗治疗，只有少数患者缺少负荷剂量，MTX 治疗的剂量范围是 12.4 ± 4.5 mg/wk。32 例患者中有 27 例出现中度到非常好的应答，即 PGA 评分＜3；5 例患者可以减少 MTX 剂量。联合治疗的安全性良好，AEs 仅限于轻度感染、腹部不适和腹泻。1 例患者因反复感染停用阿达木单抗，胃肠道反应可通过调整 MTX 的剂量来改善。De Groot 等通过评估银屑病皮肤损害内的炎症标志物发现，与 MTX 或阿达木单抗单药治疗相比，联合治疗患者皮肤损害中的炎症标志物显著减少。

来自 RA 临床试验的数据显示，与接受阿达木单抗单药治疗的患者相比，接受阿达木单抗＋MTX 联合治疗的患者，其血清中的阿达木单抗水平较高，但具体机制尚未明确。有研究显示，在接受联合治疗的患者中 ADA 的生成减少。

总的来说，目前已有多个采用阿达木单抗＋MTX 联合治疗的银屑病/PsA 病例系列报告以及 RA 临床试验为我们展示出很多乐观的结果。但这种联合治疗方案的长期疗效和安全性仍有待大规模的临床试验来揭示。

四、乌司奴单抗联合甲氨蝶呤

乌司奴单抗治疗中重度斑块状银屑病的推荐剂量为 45 mg(体重≤100 kg)或 90 mg(体重＞100 kg),在第 0、4 周及之后的 Q12W SC 给药。对于那些接受乌司奴单抗单药治疗应答不充分的患者(特别是 PsA 患者),联合治疗被认为是有用的。此外,联合治疗还可作为"桥接治疗"用来控制掌跖银屑病或顽固性银屑病的病情。

乌司奴单抗＋MTX 联合治疗的疗效在 1 例难治性银屑病患者的成功治疗中得到了突出体现:该患者先后接受过 PUVA、CsA、英夫利西单抗、依那西普治疗,以及各种联合治疗(包括依那西普＋MTX、依那西普＋MTX＋阿维 A、阿达木单抗/依法利珠单抗/CsA、CsA/依法利珠单抗/CsA/MTX 以及 CsA/阿达木单抗等)。这些治疗方案的疗效通常在几个月后慢慢消失。同样的问题也出现在乌司奴单抗治疗中,后来通过提高乌司奴单抗的给药频率并同时给予 MTX 10 mg/wk 的治疗,患者的病情最终得到了持续控制。

第二节　生物制剂联合环孢素 A

有关 CsA 联合生物制剂治疗中重度斑块状银屑病或 PsA 的研究较少,相关内容阐述如下。

一、依那西普联合环孢素

Yamauchi 和 Lowe 研究了 8 例接受 CsA 200 mg BID 治疗的患者,在他们达到 PASI-50 时给予依那西普 50 mg QW 治疗,同时 CsA 开始减量。在这种联合治疗下,8 例患者在 CsA 逐渐减量期间以及 CsA 停药后的 12 周都保持着 PASI-50 的应答。

Lee 等对 7 例患者给予 CsA 200 mg/d＋依那西普 50 mg/wk 治疗直到症状改善,之后减少依那西普和 CsA 的剂量。所有 7 例患者在平均 6.85 wk 的足量治疗后平均 PASI 改善率为 94.9%,在平均 56.5 wk 的维持治疗后平均 PASI 改善率为 93.2%。

此外,1 个小规模的队列研究对 11 例皮肤损害对依那西普应答不充分的 PsA 患者额外给予 CsA 3.0 mg/kg/d 治疗。结果显示,第 24 周时有 9 例患者达到 PASI - 75,但治疗期间也有 AEs(包括高血压恶化和肌酐升高)发生。

其他联合治疗研究评估了那些已经接受 CsA 治疗但在疾病控制后需要停用 CsA 的患者,同时给予依那西普治疗可帮助 CsA 平稳停药。虽然这些研究的数量较少、规模也有限,但已突显了 CsA 联合依那西普可以有效治疗银屑病和 PsA 的潜力,其疗效和安全性需要更多较大规模的临床试验以验证。

二、阿达木单抗联合 CsA

为了研究 CsA 或阿达木单抗或 CsA 联合阿达木单抗治疗对 MTX 抵抗的重度活动性 PsA 的疗效和安全性,Karanikolas 等开展了 1 项为期 12 个月的前瞻性开放标签试验,分别给予患者 CsA 2.5～3.75 mg/kg/d 单药治疗($n=57$)、阿达木单抗 40 mg EOW 单药治疗($n=58$)和 CsA＋阿达木单抗联合治疗($n=55$)。研究中,对治疗有效的患者可以相应减少 NSAIDs、口服糖皮质激素、CsA 或阿达木单抗的剂量。第 12 个月时,CsA 组、阿达木单抗组和联合治疗组分别有 65%($P=0.000\ 3$)、85%($P=0.15$)和 95% 的患者达到银屑病性关节炎应答标准,分别有 36%($P<0.000\ 1$)、69%($P=0.03$)和 87% 的患者达到 ACR - 50;联合治疗组达到 PASI - 50 的患者比例显著高于阿达木单抗组,但不高于 CsA 组;联合治疗组患者的 NSAIDs 类药物和口服糖皮质激素的剂量减少;CsA 组 51% 的患者剂量减量;阿达木单抗组 10% 的患者给药频率减低;3 个治疗组均未观察到新的安全性问题。这项研究提示,CsA 联合阿达木单抗治疗对 MTX 抵抗的重度活动性 PsA 安全有效。

另一个病例系列报道研究了 5 名患者,他们通过 6～11 wk 的 CsA 逐渐减量过程,使患者平稳地从 CsA 治疗过渡到阿达木单抗治疗,期间没有出现疾病复发。

第三节　生物制剂联合阿维 A

阿维 A 是一种口服维 A 酸类药物,可作为脓疱型和斑块状银屑病的单一治疗药物。由于阿维 A 单药治疗银屑病不如其他系统药物有效,因此,它通常被用作与其他治疗(特别是光疗)的联合治疗。

Smith 等对 15 份详细说明阿维 A 和生物制剂联合治疗方案的病案进行了回顾性分析。从总体来看,29% 的患者达到完全清除,43% 的患者达到

PASI-90,14％的患者达到 PASI-75,7.1％的患者病情无任何改善。这项研究强调了阿维 A 联合生物制剂具有成功治疗银屑病的潜力,但疗效仍需要更多的临床试验来验证。

一、依那西普联合阿维 A

Gisondi 等进行了 1 项为期 24 wk 的随机试验。纳入的 60 名患者被随机分组,分别接受依那西普 25 mg/wk＋阿维 A 0.4 mg/(kg·d)联合治疗(n＝18)、依那西普 25 mg/wk 单药治疗(n＝22)和阿维 A 0.4 mg/(kg·d)单药治疗(n＝20)。第 24 周时,联合治疗组、依那西普组和阿维 A 组分别有 44％、45％和 30％的患者达到 PASI-75,BSA 平均改善率分别为 78％、80％和 46％,各治疗组的安全性评估结果相同。这项研究提示依那西普联合阿维 A 治疗银屑病的疗效与依那西普单药治疗相同。值得注意的是,联合治疗和依那西普单药治疗的疗效均显著优于阿维 A 单药治疗。其他小型的病例系列研究提示,依那西普和阿维 A 联合治疗银屑病可以很好地控制疾病并且不增加 AEs。1 项研究调查了这种联合治疗方案的潜在适用患者群,发现该方案对那些有 NMSC 病史不适合光疗的患者可作为推荐,因为阿维 A 对机体具有潜在的保护力,可以预防 NMSC 的发生。

第四节　生物制剂联合窄谱中波紫外线

一、依那西普联合窄谱中波紫外线

多项研究显示,依那西普联合 NB-UVB 治疗银屑病的 AEs 发生率低。Kircik 等对 86 例患者给予依那西普 50 mg BIW＋NB-UVB TIW 联合治疗。第 12 周时,达到 PASI-75、PASI-90 和 PASI-100 的患者比例分别为 84.0％、58.1％和 26％。

Park 等在 30 名 BMI＞30 的中重度斑块状银屑病患者中进行了 1 项为期 24 wk 的临床研究:前 12 周,所有患者均接受依那西普 50 mg BIW 治疗;后 12 周,患者被按照 1∶1 的比例随机分组,分别接受依那西普 50 mg QW 单药治疗和依那西普 50 mg QW＋NB-UVB TIW 联合治疗。第 12 周时,48％的患者达到 PASI-75;第 24 周时,单药治疗组和联合治疗组分别有 46.7％和 53.3％的患者达到 PASI-75,但结果没有显著性差异($P>0.05$)。该项研究提示,依那西普联合 NB-UVB 治疗中重度斑块状银屑病与依那西普单药治疗的疗效相似;即便是在肥胖患者群中,不管是否联合 NB-UVB,多数患者对依那西普的应答都是良好的。

Lynde 等将接受依那西普 50 mg BIW 治疗 12 wk 但未能达到 PASI-90 的 75 名患者按照 1:1 的比例随机分组,分别接受依那西普 50 mg QW 单药治疗和依那西普 50 mg QW+NB-UVB TIW 联合治疗 4 wk。第 16 周时,联合治疗组只有 21.6% 的患者能够完成 80% 以上的 NB-UVB 治疗。第 24 周时,联合治疗组和单药治疗组分别有 16.2% 和 15.8% 的患者达到 PASI-90($P=1.000$)。第 16 周时,联合治疗组中那些能够高度坚持 NB-UVB TIW 的患者有 43% 达到了 PASI-90,而单药治疗组仅有 3% 的患者达到 PASI-90($P=0.018$)。这项研究提示,与依那西普单药治疗相比,第 12 周后依那西普联合 NB-UVB 治疗不能显著提高患者的临床应答,但对于那些可以高度坚持 NB-UVB 的患者而言,依那西普联合 NB-UVB 治疗可以显著提高疗效。

在 1 项为期 12 wk 的开发标签单臂研究中,DeSimone 等对 33 位接受依那西普联合 NB-UVBA 治疗的中重度斑块状银屑病患者进行了疗效和安全性评估。这些患者在前 8 周接受依那西普 50 mg QW+NB-UVB TIW 联合治疗,后 4 wk 接受依那西普 50 mg QW 单药治疗。第 8 周时,15% 的患者达到 PASI-90,第 12 周时,57.6% 的患者达到 PASI-90。研究中未见严重不良反应。该研究提示,低剂量依那西普联合 NB-UVB 治疗中重度斑块状银屑病安全、有效且经济。该联合疗法的长期疗效和安全性仍有待更多的研究以明确。

Wolf 等完成了 1 项评估 311 nm UVB 治疗能否帮助接受依那西普治疗的中重度斑块状银屑病患者提高临床应答的研究,研究设计与 DeSimone 等的类似。5 位接受依那西普 50 mg BIW 治疗 6 wk 但未达到 PASI-75 改善的患者被纳入该项研究。这 5 位患者在接下来的 6 wk 里,除了继续接受依那西普治疗外,对于头部以外的身体区域随机选取左半身或右半身同时给予 311 nm UVB TIW 治疗。在联合治疗期间,每周对患者进行半身 PASI 评估。第 12 周时,5 位患者联合 311 nm UVB 治疗的半身 PASI 均值为 1.6(范围为 0.6~3.3),而未接受光疗的半身 PASI 均值为 4.7(范围为 1.4~8.6)($P=0.0192$);与之相对应的,第 6 周时(光疗开始前),这 5 位患者的半身 PASI 均值分别为 10.7 和 10.5。第 12 周时,这 5 位患者联合治疗半身和单药治疗半身的 PASI 评分分别相较于基线时平均改善 89%（$P<0.01$）和 68%（$P<0.01$）。该研究提示，在对依那西普单药治疗应答缓慢的患者中联合 311 nm UVB 治疗可显著加速和改善皮损的清除。

二、阿达木单抗联合窄谱中波紫外线

与上述研究相似的，Wolf 等又完成了 1 项评估 311 nm UVB 治疗能否提高阿达木单抗疗效的研究。该研究对 4 位接受阿达木单抗标准剂量治疗的中重度斑块状银屑病患者随机选取头部以外身体区域的左半身或右半身，给予 311 nm UVB TIW 治疗，连续 6 wk。在这 6 wk 内，每周对患者进行半身 PASI 评估。第 0 周时（即光疗开始前），这 4 位患者随机给予 311 nm UVB 治疗的那半边身体区域的 PASI 均值为 14.8。第 6 周时，4 位患者联合 311 nm UVB 治疗的半身 PASI 均值为 2.0，而未接受光疗的半身 PASI 均值为 6.9，两者之间的 PASI 均值相差 4.9（95%CI，0.4～9.4）（$P=0.041$）；相应的，这 4 位患者联合治疗半身和单药治疗半身的 PASI 均值分别较基线时下降 86% 和 53%。该研究提示，311 nm UVB 治疗可显著加快阿达木单抗治疗患者的皮损清除。

三、乌司奴单抗联合窄谱中波紫外线

针对乌司奴单抗，Wolf 等又开展了 1 项评估 311 nm UVB 治疗能否增强乌司奴单抗疗效的研究。研究共纳入 10 位中重度斑块状银屑病患者，根据患者的体重在第 0 周和第 4 周给予乌司奴单抗 45 mg（体重≤100 kg）或 90 mg（体重＞100 kg）SC 治疗。在乌司奴单抗治疗开始后的 2 d 内，对患者进行最小红斑量的测定，并紧接着对 10 位患者随机选取的左半身或右半身给予 311 nm UVB TIW 治疗，连续 6 wk。在治疗期间，每周对患者进行半身 PASI 评估。共有 9 位患者完成了研究。第 0 周时（即光疗开始前），这些患者接受或不接受 311 nm UVB 治疗的半身 PASI 均值相似，分别为 13.6 和 13.3；而第 6 周时，这些患者的联合治疗半身或单药治疗的半身 PASI 均值分别为 2.5 和 6.1，两者之间相差 3.6（95%CI，1.3～5）（$P<0.05$）；相应的，这些患者联合治疗半身和单药治疗半身的 PASI 均值分别较基线时下降 82% 和 54%；联合治疗半身达到 PASI - 75 的患者比例显著高于单药治疗半身（78% vs. 11%，$P=0.007$）。第 12 周时，光疗增强乌司奴单抗疗效的作用仍然比较明显，只是结果没有统计学差异。该研究提示，311 nm UVB 治疗可显著加快乌司奴单抗治疗患者的皮损清除。

基于以上研究,光疗对生物制剂治疗而言是一种有效的辅助疗法。

第五节　小结和建议

与生物制剂单药治疗相比,生物制剂联合传统的系统药物治疗银屑病具有增强疗效、减少某些生物制剂的治疗剂量的潜力,可以增加疾病缓解的发生。

潜在待评估的治疗组合包括生物制剂联合 MTX、生物制剂联合 CsA、生物制剂联合阿维 A 及生物制剂联合 NB-UVB 光疗等。随机临床试验、病例系列研究和病例报告研究已证实这些联合疗法具有良好的安全性和有效性,提示联合疗法将在未来银屑病的治疗方面起重要作用。

联合治疗的好处是能减少某些生物制剂的治疗剂量,缺点是联合免疫抑制剂治疗会增加患者发生恶性肿瘤和感染的风险。因此,应尽量避免联用免疫抑制剂。

银屑病临床评分量表

一、银屑病皮损面积和严重度指数（PASI）

银屑病皮损面积和严重程度指数（psoriasis area and severity index，PASI）根据皮损严重程度和受累面积对患者的银屑病严重程度进行量化。PASI 评分将患者全身分为头颈部、上肢、躯干和下肢 4 个部位，各个部位面积占体表面积的百分比（即权重）分别为 10%、20%、30% 和 40%。研究者首先对患者各个部位皮损的红斑（erythema，E）、浸润程度（infiltration，I）和鳞屑（scaling，S）分别进行严重程度评分并求和，之后，对各个部位的受累面积进行评分并作部位权重校正，最后，将上述各个部位的两数值之乘积相加，即得出综合评分。

（1）皮损严重程度评分：采用五分制评定量表，对身体各个部位皮损的红斑、浸润程度和鳞屑分别进行严重程度评分，标准如下（附录表 1-1）。

附录表 1-1　皮损严重程度评分标准

评分部分		描　　述
红斑（E）		
0	无	无:可能有残留的色素沉着
1	轻度	粉红色或淡红色
2	中度	较深粉红色
3	重度	红色
4	极重度	红色极深,"牛肉红"色
浸润程度（I）		
0	无	无
1	轻度	皮损轻微高出于正常皮肤表面
2	中度	皮损容易触及,边缘为圆形
3	重度	皮损隆起明显,边缘清晰
4	极重度	皮损隆起极为明显,边界非常清晰

评分部分		描　述
鳞屑（S）		
0	无	无
1	轻度	部分皮损表面上覆有鳞屑，以细微鳞屑为主
2	中度	大多数皮损表面不完全覆有鳞屑，鳞屑成片状
3	重度	几乎全部皮损表面有鳞屑，鳞屑较厚成层
4	极重度	全部皮损表面均覆有鳞屑，鳞屑很厚成层

（2）部位受累面积评分：在各个部位中，皮损面积占所在部位面积的百分比按照以下评定标准（附录表1-2）进行评分。

附录表1-2　部位受累面积评分标准

部位皮损面积/部位面积×100%	部位受累面积评分	部位皮损面积/部位面积×100%	部位受累面积评分
0	0	50%～69%	4
>0～9%	1	70%～89%	5
10%～29%	2	90%～100%	6
30%～49%	3		

（3）部位权重：每个身体部位按其占全身体表面积的近似百分比得出权重（附录表1-3）。

附录表1-3　身体部位权重

身体部位	部位权重	身体部位	部位权重
头颈部	0.1	躯干（包括腋窝和腹股沟）	0.3
上肢	0.2	下肢（包括臀部）	0.4

对于身体任意一个部位，部位皮损的红斑、浸润程度和鳞屑严重程度评分之和×部位受累面积评分×部位权重＝部位值。将全身4个部位值相加，所得数值即为PASI评分。公式如下：

PASI＝头颈部受累面积评分×（$E_{头颈}$＋$I_{头颈}$＋$D_{头颈}$）×0.1＋上肢受累面积评分×（$E_{上肢}$＋$I_{上肢}$＋$D_{上肢}$）×0.2＋躯干受累面积评分×（$E_{躯干}$＋$I_{躯干}$＋$D_{躯干}$）×0.3＋下肢受累面积评分×（$E_{下肢}$＋$I_{下肢}$＋$D_{下肢}$）×0.4

PASI 评分可为 0～72 分。

二、体表面积百分比

体表面积百分比(percentage of body surface area，BSA％)是指患者皮肤损害所累及的体表面积(body surface area of involvement，BSAI)占全身体表面积(body surface area，BSA)的百分比。该指标通过估算患者的体表受累程度评估其罹患皮肤疾病的严重程度。欧美临床医生和研究者为了简化表述，习惯直接用"体表面积"的英文缩写"BSA"来指代"体表面积百分比(BSA％)"。

对银屑病患者进行 BSA 评估可通过手印法进行：患者 1 个手印(完全伸展的手掌、手指和拇指)大小皮损的面积约等于其体表面积的 1％。因此，对于那些皮损较局限、以大斑块为主的患者，我们直接将患者的各个皮损折合成手印数再相加，即可快速估算出该患者的 BSA；而对于那些皮损散发、数目较多、以小斑块为主的患者，按照上述方法估算显然比较困难，我们建议对其采用分部法。

分部法首先对患者的头颈部、上肢、躯干(包括腋窝及腹股沟)和下肢(包括臀部)等 4 个部位分别进行部位面积百分比的评估，然后根据各部位的权重计算 BSA。将患者某一部位的皮损面积折合成手印数，根据附录表 1-4 可换算出部位面积百分比，该指标被用于评估特定部位的银屑病受累程度。

附录表 1-4 各个身体部位受累程度换算表

身体部位	部位总计手印数	一个手印等价的部位面积百分比(％)
头颈部	10	10
上肢	20	5
躯干(包括腋窝和腹股沟)	30	3.33
下肢(包括臀部)	40	2.5

对于身体任意一个部位，部位面积百分比×部位权重＝部位值。将全身 4 个部位值相加，即得到体表面积百分比(BSA)，公式如下所示：

BSA(％)＝0.1×头部面积百分比＋0.2×上肢面积百分比＋0.3×躯干面积百分比＋0.4×下肢面积百分比。

三、医师总体评估

医师总体评估(physician's global assessment，PGA)采用 5 分值量表评定，

反映医师对患者全身所有银屑病史皮肤损害中红斑、浸润程度和鳞屑的总体考量,分别确定全身红斑、浸润程度和鳞屑的平均分级(附录表 1-5)后,将严重程度评分相加求和,取平均值,之后将其四舍五入,即得到最终的 PGA 评分(附录表 1-6)。

附录表 1-5　医师总体评估评分标准组成

评分部分	描　　述
红斑(E)	
0	无证据显示红斑[可能存在炎症后色素沉着和(或)色素减退]
1	淡粉红
2	浅红色
3	红色
4	暗红色
5	暗红至深红色
浸润程度(I)	
0	无皮损斑块隆起的证据
1	皮损轻微隆起＝0.25 mm
2	皮损微隆起,边界不清晰＝0.5 mm
3	皮损隆起,边缘清晰＝0.75 mm
4	皮损隆起明显,界限明显＝1 mm
5	严重斑块隆起≥1.25 mm
鳞屑(S)	
0	无鳞屑证据
1	偶尔有细鳞屑
2	主要为细鳞屑
3	主要为较粗鳞屑
4	主要为厚的、较粗鳞屑
5	以厚密的顽固性鳞屑为主

附录表 1-6　医师总体评估(PGA)评分

医师总体评估		描　　述
0	清除	除残留的色素减退/色素沉着外,皮损清除
1	极轻度/基本清除	介于轻度和清除之间(皮损基本消退)
2	轻度	少许斑块隆起、鳞屑和(或)红斑

续　表

医师总体评估		描　述
3	中度	中度斑块隆起、鳞屑和(或)红斑
4	明显	明显的斑块隆起、鳞屑和(或)红斑
5	重度	非常明显的斑块隆起、鳞屑和(或)红斑

注:多数病灶的(E+I+S)/3=个体得分(四舍五入到最接近的整数)

四、皮肤病生活质量指数

皮肤病生活质量指数(dermatology life quality index,DLQI)是为方便皮肤科医生深入了解皮肤病疾患对患者生活质量影响的方式和程度而制定的,量表共有 10 个条目,分成 4 个方面,评估患者健康相关的生活质量,包括日常活动、人际关系、症状和感觉、休闲、工作、学习及治疗等(附录表 1-7)。

附录表 1-7　皮肤病生活质量指数调查表

姓名:　　　　年龄:　　　　性别:　　　　填表日期:

您的皮肤问题在过去 1 周内对您的生活影响如何? 请按照发生程度,在问题的右侧选择相应的选项。	影响程度			
	极严重 (3分)	严重 (2分)	轻微 (1分)	无(0分)
1. 您是否有皮肤"瘙痒""疼痛"或者"刺痛"的感觉? 程度怎样?	☐	☐	☐	☐
2. 您的皮肤问题是否让您产生"尴尬""沮丧""难过"的情绪? 程度怎样?	☐	☐	☐	☐
3. 您的皮肤问题是否影响您上街购物、打理家务等? 程度怎样?	☐	☐	☐	☐
4. 您的皮肤问题是否影响您对着装的选择? 程度怎样?	☐	☐	☐	☐
5. 您的皮肤问题是否影响您社交、外出活动或娱乐? 程度怎样?	☐	☐	☐	☐
6. 您的皮肤问题是否影响您进行体育运动? 程度怎样?	☐	☐	☐	☐
7. 您的皮肤问题是否影响您正常工作或者学习? ☐有　☐无 如果"有":您的皮肤问题对您工作或者读书造成的影响有多大?	☐	☐	☐	☐

续　表

您的皮肤问题在过去 1 周内对您的生活影响如何？请按照发生程度,在问题的右侧选择相应的选项。	影响程度			
	极严重（3 分）	严重（2 分）	轻微（1 分）	无(0 分)
8. 您的皮肤问题是否影响您和配偶或者好朋友、亲戚之间的关系？程度怎样？	☐	☐	☐	☐
9. 您的皮肤问题是否影响睡眠或性生活？程度怎样？ ☐ 不适用	☐	☐	☐	☐
10. 皮肤护理带给您的问题有多大？例如家里杂乱、花很多时间整理等。	☐	☐	☐	☐

总分＝（　　　）

资料来源：Nichol MB, Margolies JE, Lippa E, et al. The application of multiple quality-of-life instruments in individuals with mild-to-moderate psoriasis［J］. Pharmacoeconomics, 1996, 10（6）: 644 – 653.

五、健康相关生活质量指数

健康相关生活质量指数（health-related quality of life，HRQoL）又称患者报告生活质量指数（patient-reported quality of life，PR-QoL），为患者对"日常活动""社会活动""休闲活动""社会需要"和"基本需要"的满意程度,采用"7 分制"（可怕的、不开心、大部分不满意、中等、大部分满意、开心、非常高兴）描述患者对社会生活的整体评估。

参考文献

1. Finlay，AY. Current severe psoriasis and the rule of tens［J］. Br J Dermatol, 2005,152: 861 – 867.

2. Finlay AY, Khan GK. Dermatology Life Quality Index（DLQI）—a simple practical measure for routine clinical use［J］. Clin Exp Dermatol, 1994,19(3):210 – 216.

3. Krueger GG, Feldman SR, Camisa C, et al. Two considerations for patients with psoriasis and their clinicians: what defines mild, moderate, and severe psoriasis? What constitutes a clinically significant improvement when treating psoriasis［J］. J Am Acad Dermatol, 2000, 43(2 Pt 1):281 – 285.

4. Langley RG, Ellis CN. Evaluating psoriasis with Psoriasis Area and Severity Index, Psoriasis Global Assessment, and Lattice System Physician′s Global Assessment［J］. J Am Acad Dermatol, 2004,51(4):563 – 569.

5. Nichol MB, Margolies JE, Lippa E, et al. The application of multiple quality-of-life

instruments in individuals with mild-to-moderate psoriasis [J]. Pharmacoeconomics, 1996,10(6):644 – 653.

6. Puzenat E, Bronsard V, Prey S, et al. What are the best outcome measures for assessing plaque psoriasis severity? A systematic review of the literature [J]. J Eur Acad Dermatol Venereol, 2010,24 (Suppl 2):10 – 16.

7. 郑志忠,郑敏,方栩,等. 中国银屑病治疗指南(2014 版)[J].中华皮肤科杂志,2014,47(3):213 – 215.

附录2

甲银屑病严重程度指数

甲银屑病严重程度指数评估量表见附录表2-1。

附录表2-1 甲银屑病严重程度指数

工具	评估/测量的体征表现	
甲银屑病严重程度指数(NAPSI)[1,2]	• 分别就甲基质银屑病和甲床银屑病的体征表现对目标甲进行评分 • 这两项评分之和是该目标甲的总分 • 甲基质银屑病：表现为甲凹点、甲碎裂、白甲、甲半月红斑 • 甲床银屑病：表现为油滴样变色、甲分离、裂片状出血、甲下角化过度 • 单个目标甲每个象限含甲基质或甲床银屑病的任意一项均要分别记录 • 每个目标甲的分数为0～8分,总分最高可为80分(手指甲)	score for matrix psoriasis 0=none 1=present in 1/4 nail 2=present in 2/4 nail 3=present in 3/4 nail 4=present in 4/4 nail score for nail bed psoriasis 0=none 1=present in 1/4 nail 2=present in 2/4 nail 3=present in 3/4 nail 4=present in 4/4 nail
改良的 NAPSI (modified NAPSI, mNAPSI)[1]	• 设计比 NAPSI 更简单、更可靠 • 甲凹点、甲碎裂、甲分离和油滴样变色的严重程度分为不存在、轻、中、重度(0～3级,分别对应0～3分);白甲、裂片状出血、甲半月红斑和甲下角化过度中任意一项根据存在与否评分(1分=存在,0分=不存在) • 每个目标甲的分数为0～13分,总分最高可为130分(手指甲)	
甲银屑病医生总体评估(f-PGA)[3]	• 5点评估内容,分别评估疾病的甲床表现和甲基质表现	

173

参考文献

1. Blauvelt A，Papp KA，Griffiths CE，et al. Efficacy and safety of guselkumab，an anti-interleukin-23 monoclonal antibody，compared with adalimumab for the continuous treatment of patients with moderate to severe psoriasis：Results from the phase Ⅲ，double-blinded，placebo- and active comparator-controlled VOYAGE 1 trial ［J］. J Am Acad Dermatol，2017，76(3)：405－417.

2. Mease PJ. Measures of psoriatic arthritis：Tender and Swollen Joint Assessment，Psoriasis Area and Severity Index（PASI），Nail Psoriasis Severity Index（NAPSI），Modified Nail Psoriasis Severity Index（mNAPSI），Mander/Newcastle Enthesitis Index（MEI），Leeds Enthesitis Index（LEI），Spondyloarthritis Research Consortium of Canada（SPARCC），Maastricht Ankylosing Spondylitis Enthesis Score（MASES），Leeds Dactylitis Index（LDI），Patient Global for Psoriatic Arthritis，Dermatology Life Quality Index（DLQI），Psoriatic Arthritis Quality of Life（PsAQOL），Functional Assessment of Chronic Illness Therapy-Fatigue（FACIT-F），Psoriatic Arthritis Response Criteria（PsARC），Psoriatic Arthritis Joint Activity Index（PsAJAI），Disease Activity in Psoriatic Arthritis（DAPSA），and Composite Psoriatic Disease Activity Index（CPDAI）［J］. Arthritis Care Res（Hoboken），2011，63（Suppl 11）：S64－85.

3. Rich P，Scher RK. Nail Psoriasis Severity Index：A useful tool for evaluation of nail psoriasis ［J］. J Am Acad Dermatol，2003，49(8)：206－212.

银屑病性关节炎生存质量量表

Please read each statement carefully and decide whether it applies to you *at the moment*

1. I feel tired whatever I do	True	☐
	Not True	☐
2. I find it difficult to have a good wash	True	☐
	Not True	☐
3. It's too much effort to go out and see people	True ·	☐
	Not True	☐
4. I feel there's no enjoyment in my life	True	☐
	Not True	☐
5. I feel I am losing my independence	True	☐
	Not True	☐
6. I often get angry with myself	True	☐
	Not. True	☐

　　银屑病性关节炎生存质量量表(the quality of life instrument specific to psoriatic arthritis，PsAQoL)是目前为止专门用于评估 PsA 患者生存质量的唯一特异性量表，由来自英国曼彻斯特盖伦研究所的 Dr. McKenna 及其团队在 2004 年创建。PsAQoL 是单维度量表，语言通俗易懂，患者完成 1 份量表仅需花费 3～4 分钟时间，共有 20 个条目，采用二分类法进行评定，每个条目的答案设置为"true"和"not true"，选择"true"计 1 分，选择"not true"计 0 分，所有条目得分累计即为总分，分值范围为 0～20 分，总分越高，代表患者的生存质量越差。多项研究证实，PsAQoL 具有良好的信度、效度和反应度。

　　PsAQoL 在全世界范围内已被翻译成 20 多种语言(在 30 个国家应用)，其中,英文版另有 3 个版本(美国版、澳大利亚版和加拿大版),中文版由新加坡译制,公开发表论文的仅有瑞典版和荷兰版。我国目前尚无本土译制的中文版 PsAQoL,亦无相关研究。

　　为了推动我国 PsAQoL 的临床应用研究和发展,经 Dr. McKenna 本人及其团队同意,转载英国版 PsAQoL 量表第 1 页(6 个条目)于此,更多条目可参阅相关文献。

参考文献

1. McKenna SP, Doward LC, Whalley D, et al. Development of the PsAQoL:a quality of life instrument specific to psoriatic arthritis [J]. Ann Rheum Dis,2004,63(2):162-169.
2. 夏萍,卢传坚,汪雨潭.银屑病关节炎生存质量量表简介及国际应用现状[J].中华风湿病学杂志,2015,19(10):701-704.

附录4

常用剂量单位和给药方法的中英文对照

本书中出现的常用剂量单位和给药方法的中英文对照见附录表4-1。

附录表4-1　常用剂量单位和给药方法的中英文对照

英文	中文	英文	中文
s	秒	mg/(kg·d)	毫克/[千克(体重)×天]
min	分	mg/(kg·wk)	毫克/[千克(体重)×周]
h	小时	SC	皮下(给药)
d	天	IV	静脉内(给药)
wk	周	IM	肌内(给药)
mo	月	QD	每日1次
yr	年	BID	每日2次
ml	毫升	TID	每日3次
μg	微克	Q8H	每8小时1次
mg	毫克	QW	每周1次
g	克	BIW	每周2次
μg/ml	微克/毫升	TIW	每周3次
mg/d	毫克/天	EOW	隔周(每2周)1次
mg/wk	毫克/周	Q4W	每4周1次
g/wk	克/周	Q8W	每8周1次
mg/mo	毫克/月	Q12W	每12周1次
mg/kg	毫克/千克(体重)		

主要缩略词表

缩略词	英文	中文
AAD	the American Academy of Dermatology	美国皮肤病学会
ACCEPT	Active Comparator（CNTO1275/Enbrel）Psoriasis Trial	活性比较物（CNTO1275/依那西普）治疗银屑病试验
ACEI	angiotensin-converting enzyme inhibitors	血管紧张素转换酶抑制剂
ACH	acrodermatitis continua of Hallopeau	连续性肢端皮炎
ADA	anti-drug antibody	抗药物抗体
ADCC	antibody-dependent cell-mediated cytotoxicity，ADCC	抗体依赖性细胞介导的细胞毒作用
AEs	adverse events	不良事件
ANA	anti-nuclear antibody	抗核抗体
AS	ankylosing spondylitis	强直性脊柱炎
ATTACH	anti-TNF alpha therapy against chronic heart failure	抗 TNF-α 疗法治疗慢性心力衰竭
AZA	azathioprine	硫唑嘌呤
BMI	body mass index	体质指数
BSA	body surface area	体表面积;体表面积百分比
BSA%	percentage of body surface area	体表面积百分比
CD	Crohn disease	克罗恩病
CDC	complement-dependent cytotoxicity	补体依赖的细胞毒作用
CHF	congestive heart failure	充血性心力衰竭

缩略词	英文	中文
CI	confidence interval	置信区间
CKD	chronic kidney disease	慢性肾脏病
COMET	combination of methotrexate and etanercept in active early rheumatoid arthritis	MTX 联合依那西普治疗早期活动性类风湿关节炎的试验
CORRONA	the Consortium of Rheumatology Researchers of North America	北美风湿病研究者学会
CsA	cyclosporine A	环孢素 A
DAS28	disease activity score in 28 joints	基于 28 个关节的疾病活动度评分
DIP	distal interphalangeal joints	远端指间关节
DLQI	dermatology life quality index	皮肤病生活质量指数
DMARDs	disease-modifying antirheumatic drugs	改善病情的抗风湿药物
EASE	Etanercept Assessment of Safety and Effectiveness	依那西普安全性和有效性评估
EMA	European Medicines Agency	欧洲药品管理局
EMIs	events of medical interest	医学关注事件
EOW	every other week	隔周
EXPRESS	European Infliximab for Psoriasis Efficacy and Safety Study	欧洲英夫利西单抗治疗银屑病的疗效及安全性研究
EXPRESS Ⅱ	European Infliximab for Psoriasis Efficacy and Safety Study Ⅱ	欧洲英夫利西单抗治疗银屑病的疗效及安全性研究 Ⅱ
FDA	Food and Drug Administration	(美国)食品药品监督管理局
GPP	generalized pustular psoriasis	泛发性脓疱型银屑病
HBeAg	hepatitis B envelope antigen	乙型肝炎包膜抗原
HBsAg	hepatitis B surface antigen	乙型肝炎表面抗原
HBV	hepatitis B virus	乙型肝炎病毒
HCV	hepatitis C virus	丙型肝炎病毒
HDL	high-density lipoproteins	高密度脂蛋白
HIV	human immunodeficiency virus	人类免疫缺陷病毒
HLA	human leukocyte antigen	人类白细胞抗原

缩略词	英文	中文
HR	hazard ratio	风险比
IBD	inflammatory bowel disease	炎症性肠病
IFN-γ	interferon-γ	干扰素-γ
IGA	Investigator Global Assessment	研究者总体评估
IgG1	immunoglobin G1	免疫球蛋白 G1
IGRA	interferon-γ release assay	干扰素-γ 释放试验
IL	interleukin	白介素
ILVEN	inflammatory linear verrucous epidermal nevus	炎性线性疣状表皮痣
IM	intramuscular	肌内（给药）
IV	intravenous	静脉内（给药）
JIA	juvenile idiopathic arthritis	幼年特发性关节炎
LLS	lupus-like syndromes	狼疮样综合征
LPP	localized pustular psoriasis	局限性脓疱型银屑病
LSM	least squares mean	最小二乘均值
LT	lymphotoxin	淋巴毒素
mAb	monoclonal antibody	单克隆抗体
MACEs	major adverse cardiovascular events	主要不良心血管事件
MCP	metacarpophalangeal joints	掌指关节
MCP-1	monocyte chemoattractant protein-1	单核细胞趋化蛋白-1
MDT	multiple discipline therapy	多学科治疗
MHC	major histocompatibility complex	主要组织相容性复合物
MI	myocardial infarction	心肌梗死
mNAPSI	modified NAPSI	改良的甲银屑病严重程度指数
MS	multiple sclerosis	多发性硬化症
mTSS	modified Total Sharp score	改良的 Sharp 总分
MTX	methotrexate	甲氨蝶呤
mvdH-S	modified van der Heijde-Sharp score	改良的 Sharp 评分
NAFLD	non-alcoholic fatty liver disease	非酒精性脂肪肝
NAPSI	nail psoriasis severity index	甲银屑病严重程度指数

缩略词	英文	中文
NB-UVB	narrow band ultraviolet B light	窄谱中波紫外线
NE	not evaluated	未评估
NMPA	National Medical Products Administration	(中国)国家药品监督管理局
NMSC	nonmelanoma skin cancer	非黑色素瘤皮肤癌
NRS	numeric rating scale	数字评分法
nr-axSpA	non-radiographic axial spondyloarthritis	影像学阴性中轴型脊柱关节炎
NSAIDs	nonsteroidal anti-inflammatory drugs	非甾体类抗炎药
OBSERVE	observational postmarketing safety surveillance registry of etanercept for the treatment of psoriasis	依那西普治疗银屑病的上市后观察性安全性监测登记
OLE	open-label extension study	开放标签延伸研究
PASI	psoriasis area and severity index	银屑病皮损面积和严重程度指数
PGA	physician's global assessment	医生总体评估
PIP	proximal interphalangeal joints	近端指间关节
PJIA	polyarticular juvenile idiopathic arthritis	多关节幼年特发性关节炎
PPASI	palmoplantar psoriasis area and severity index	掌跖银屑病皮损面积和严重程度指数
PPD	purified protein derivative	纯化蛋白衍生物
PPP	pustulosis palmaris et plantaris	掌跖脓疱病
PR	prevalence ratio	现患比
PRO	patient-reported outcomes	患者报告结局
PsA	psoriatic arthritis	银屑病性关节炎
PsAQoL	thequality of life instrument specific to psoriatic arthritis	银屑病性关节炎生存质量量表
PSO	psoriasis	银屑病
PSOLAR	psoriasis longitudinal assessment and registry	银屑病纵向评估和登记
PSORS1	psoriasis susceptibility 1	(基因组连锁分析发现的)银屑病易感基因1号位点

缩略词	英文	中文
PSSI	psoriasis scalp severity index	银屑病头皮皮损严重程度指数
PUVA	psoralen ultraviolet A light	补骨指素-长波紫外线（疗法）
PV	psoriasis vulgaris	寻常型银屑病
PY	patient-years	患者年
RA	rheumatoid arthritis	类风湿关节炎
RCT	randomized controlled trial	随机对照试验
RENAISSANCE/ RECOVER	Randomized Etanercept North AmerIcan Strategy to Study Antagonism of CytokinEs/Research into Etanercept Cytokine Antagonism in Ventricular Dysfunction Trial	依那西普北美战略性随机试验研究细胞因子拮抗作用/研究依那西普在心室功能障碍试验中的细胞因子拮抗作用
RR	relative risk	相对风险
RWS	randomized withdrawal study	随机撤药研究
SABER	safety assessment of biologic therapy	生物制剂疗法的安全性评估
SAEs	serious adverse events	严重不良事件
SC	subcutaneous	皮下（给药）
SE	standard error	标准误
SIEs	serious infectious events	严重感染事件
sPGA	static physician global assessment	静态医生总体评估
SPIRIT	the Study of Psoriasis with Infliximab Induction Therapy	英夫利西单抗诱导治疗银屑病的研究
sTNF-α	soluble tumor necrosis factor-α	可溶性肿瘤坏死因子-α
TB	tuberculosis	结核
TEAEs	treatment-emergent adverse events	治疗期间出现的不良事件
TEMPO	Trial of Etanercept and Methotrexate with Radiographic Patient Outcomes	评估患者影像学结果的依那西普和 MTX（单药或联合治疗活动性类风湿性关节炎）试验
TNF-α	tumor necrosis factor-α	肿瘤坏死因子-α
tmTNF-α	transmembrane tumor necrosis factor-α	跨膜型肿瘤坏死因子-α
UC	ulcerative colitis	溃疡性结肠炎

缩略词	英文	中文
UVA	ultraviolet A light	长波紫外线
UVB	ultraviolet B light	中波紫外线
UVC	ultraviolet C light	短波紫外线
VAS	visual analogue scale	视觉模拟评分法
VEGF	vascular endothelial growth factor	血管内皮生长因子
VLDL	very low-density lipoprotein	极低密度脂蛋白

主要参考文献

1. Abbott Laboratories. HUMIRA (adalimumab) [Package Insert][EB/OL]. [2015 - 12 - 12] (2019 - 10 - 20). http://www. accessdata. fda. gov/drugsatfda_docs/label/2002/ adalabb123102LB. htm.

2. Abuabara K, Lee H, Kimball AB. The effect of systemic psoriasis therapies on the incidence of myocardial infarction: a cohort study [J]. Br J Dermatol, 2011, 165(5): 1066 - 1073.

3. Ahlehoff O, Skov L, Gislason G, et al. Cardiovascular outcomes and systemic anti-inflammatory drugs in patients with severe psoriasis: 5-year follow-up of a Danish nationwide cohort [J]. J Eur Acad Dermatol Venereol, 2015, 29(6):1128 - 1134.

4. Ahn CS, Dothard EH, Garner ML, et al. To test or not to test? An updated evidence-based assessment of the value of screening and monitoring tests when using systemic biologic agents to treat psoriasis and psoriatic arthritis [J]. J Am Acad Dermatol, 2015, 73(3):420 - 428. e1.

5. Amatore F, Villani AP, Tauber M, et al. French guidelines on the use of systemic treatments for moderate-to-severe psoriasis in adults [J]. J Eur Acad Dermatol Venereol, 2019, 33(3):464 - 483.

6. ATS/CDC Statement Committee on Latent Tuberculosis Infection. Targeted tuberculin testing and treatment of latent tuberculosis infection [J]. MMWR Recomm Rep, 2000, 49 (RR - 6):1 - 51.

7. Antoni C, Krueger G, de Vlam K, et al. Infliximab improves signs and symptoms of psoriatic arthritis: results of the IMPACT 2 trial [J]. Ann Rheum Dis, 2005, 64(8):1150 - 1157.

8. Antoni CE, Kavanaugh A, van der Heijde D, et al. Two-year efficacy and safety of infliximab treatment in patients with active psoriatic arthritis: findings of the Infliximab Multinational Psoriatic Arthritis Controlled Trial (IMPACT)[J]. J Rheumatol, 2008, 35 (5):869 - 876.

9. Au SC, Goldminz AM, Kim N, et al. Investigator-initiated, open-label trial of ustekinumab for the treatment of moderate-to-severe palmoplantar psoriasis [J]. J Dermatolog Treat, 2013, 24(3), 179 - 187.

10. Augustin M, Reich K, Glaeske G, et al. Co-morbidity and age-related prevalence of psoriasis: analysis of health insurance data in Germany [J]. Acta Derm Venereol, 2010, 90(2):147 - 151.

11. Barcellos LF, Kamdar BB, Ramsay PP, et al. Clustering of autoimmune diseases in

families with a high-risk for multiple sclerosis: a descriptive study [J]. Lancet Neurol, 2006,5(11):924 - 931.

12. Bardazzi F, Odorici G, Virdi A, et al. Autoantibodies in psoriatic patients treated with anti-TNF-α therapy [J]. J Dtsch Dermatol Ges, 2014,12(5):401 - 406.

13. Bissonnette R, Bolduc C, Poulin Y, et al. Efficacy and safety of adalimumab in patients with plaque psoriasis who have shown an unsatisfactory response to etanercept [J]. J Am Acad Dermatol, 2010,63(2):228 - 234.

14. Blauvelt A, Papp KA, Griffiths CE, et al. Efficacy and safety of guselkumab, an anti-interleukin-23 monoclonal antibody, compared with adalimumab for the continuous treatment of patients with moderate to severe psoriasis: Results from the phase Ⅲ, double-blinded, placebo- and active comparator-controlled VOYAGE 1 trial [J]. J Am Acad Dermatol, 2017,76(3):405 - 417.

15. Blauvelt A, Prinz JC, Gottlieb AB, et al. Secukinumab administration by pre-filled syringe: efficacy, safety and usability results from a randomized controlled trial in psoriasis (FEATURE)[J]. Br J Dermatol, 2015,172(2):484 - 493.

16. Bresnihan B, Cunnane G. Infection complications associated with the use of biologic agents [J]. Rheum Dis Clin North Am, 2003,29(1):185 - 202.

17. Brown SL, Greene MH, Gershon SK, et al. Tumor necrosis factor antagonist therapy and lymphoma development: twenty-six cases reported to the Food and Drug Administration [J]. Arthritis Rheum, 2002,46(12):3151 - 3158.

18. Burmester GR, Panaccione R, Gordon KB, et al. Adalimumab: long-term safety in 23 458 patients from global clinical trials in rheumatoid arthritis, juvenile idiopathic arthritis, ankylosing spondylitis, psoriatic arthritis, psoriasis and Crohn's disease [J]. Ann Rheum Dis, 2013,72(4):517 - 524.

19. Cai L, Gu J, Zheng J, et al. Efficacy and safety of adalimumab in Chinese patients with moderate-to-severe plaque psoriasis: results from a phase 3, randomized, placebo-controlled, double-blind study [J]. J Eur Acad Dermatol Venereol, 2017,31(1):89 - 95.

20. Cao Z, Carter C, Wilson KL, et al. Ustekinumab dosing, persistence, and discontinuation patterns in patients with moderate-to-severe psoriasis [J]. J Dermatolog Treat, 2015,26(2):113 - 120.

21. Centers for Disease Control and Prevention. Guide for primary health care providers: targeted tuberculin testing and treatment of latent tuberculosis infection [EB/OL]. [2016 - 05 - 01](2019 - 10 - 20). http://www.cdc.gov/tb/? 404;http://www.cdc.gov:80/tb/pubs/LTBI/pdf/TargetedLTBI05. pdf.

22. Chioato A, Noseda E, Stevens M, et al. Treatment with the interleukin-17A-blocking antibody secukinumab does not interfere with the efficacy of influenza and meningococcal vaccinations in healthy subjects: results of an open-label, parallel-group, randomized single-center study [J]. Clin Vaccine Immunol, 2012,19(10):1597 - 1602.

23. Chung ES, Packer M, Lo KH, et al. Randomized, double-blind, placebo-controlled, pilot trial of infliximab, a chimeric monoclonal antibody to tumor necrosis factor-alpha, in

patients with moderate-to-severe heart failure: results of the anti-TNF Therapy Against Congestive Heart Failure (ATTACH) trial [J]. Circulation, 2003,107(25):3133 – 3140.

24. Cohen AD, Weitzman D, Dreiher J. Psoriasis and hypertension: a case-control study [J]. Acta Derm Venereol, 2010,90(1):23 – 26.

25. Coletta AP, Clark AL, Banarjee P, et al. Clinical trials update: RENEWAL (RENAISSANCE and RECOVER) and ATTACH [J]. Eur J Heart Fail, 2002,4(4): 559 – 561.

26. Dalaker M, Bonesronning JH. Long-term maintenance treatment of moderate-to-severe plaque psoriasis with infliximab in combination with methotrexate or azathioprine in a retrospective cohort [J]. J Eur Acad Dermatol Venereol, 2009,23(3):277 – 282.

27. de Beaucoudrey L, Samarina A, Bustamante J, et al. Revisiting human IL-12Rβ1 deficiency: a survey of 141 patients from 30 countries [J]. Medicine, 2010,89(6):381 – 402.

28. De Simone C, D'Agostino M, Capizzi R, et al. Combined treatment with etanercept 50 mg once weekly and narrow-band ultraviolet B phototherapy in chronic plaque psoriasis [J]. Eur J Dermatol, 2011,21(4):568 – 572.

29. den Broeder A, van de Putte L, Rau R, et al. A single dose, placebo controlled study of the fully human anti-tumor necrosis factor-alpha antibody adalimumab (D2E7) in patients with rheumatoid arthritis [J]. J Rheumatol, 2002,29(11):2288 – 2298.

30. Desai SB, Furst DE. Problems encountered during anti-tumour necrosis factor therapy [J]. Best Pract Res Clin Rheumatol, 2006,20(4):757 – 790.

31. Doherty SD, Van Voorhees A, Lebwohl MG, et al. National Psoriasis Foundation consensus statement on screening for latent tuberculosis infection in patients with psoriasis treated with systemic and biologic agents [J]. J Am Acad Dermatol, 2008,59 (2):209 – 217.

32. Elder JT, Nair RP, Guo SW, et al. The genetics of psoriasis [J]. Arch Dermatol, 1994, 130(2):216 – 224.

33. Eli Lilly and Company(Internet). Indianapolis (IN)[EB/OL]. [2018 – 05 – 17](2019 – 10 – 20). http://pi. lilly. com/us/taltz-uspi. pdf.

34. Eli Lilly and Company. Lilly's ixekizumab met primary endpoint in a phase 3 study investigating the treatment of psoriatic arthritis (NYSE: LLY)(EB/OL). [2015 – 04 – 21](2019 – 10 – 20). Investor. lilly. com. N. p.

35. Emery P, Breedveld FC, Hall S, et al. Comparison of methotrexate monotherapy with a combination of methotrexate and etanercept in active, early, moderate to severe rheumatoid arthritis (COMET): a randomised, double-blind, parallel treatment trial [J]. Lancet, 2008,372(9636):375 – 382.

36. European Association for the Study of the Liver. EASL 2017 Clinical Practice Guidelines on the management of hepatitis B virus infection [J]. J Hepatol, 2017,67(2):370 – 398.

37. Eyerich S, Eyerich K, Pennino D, et al. Th22 cells represent a distinct human T cell subset involved in epidermal immunity and remodeling [J]. J Clin Invest, 2009,119(12): 3573 – 3585.

38. Farahnik B, Beroukhim K, Zhu TH, et al. Ixekizumab for the treatment of psoriasis: a review of phase Ⅲ trials [J]. DermatolTher (Heidelb),2016,6(1):25－37.

39. Fathi R, Armstrong AW. The role of biologic therapies in dermatology [J]. Med Clin North Am, 2015,99(6):1183－1194.

40. Felson DT, Anderson JJ, Boers M, et al. American College of Rheumatology. Preliminary definition of improvement in rheumatoid arthritis [J]. Arthritis Rheum, 1995,38(6):727－735.

41. Finlay AY. Current severe psoriasis and the rule of tens[J]. Br J Dermatol, 2005, 152: 861－867.

42. Finlay AY, Khan GK. Dermatology Life Quality Index (DLQI)—a simple practical measure for routine clinical use [J]. Clin Exp Dermatol, 1994, 19(3):210－216.

43. Food and Drug Administration. Highlights of prescribing information(2013)[EB/OL]. [2016－01－30](2019－10－20). http://www. accessdata. fda. gov/drugsatfda_docs/ label/2013/103772s5359lbl. pdf.

44. Fuentes-Duculan J, Suarez-Farinas M, Zaba LC, et al. A subpopulation of CD163－ positive macrophages is classically activated in psoriasis [J]. J Invest Dermatol, 2010,130 (10):2412－2422.

45. Gall JS, Kalb RE. Infliximab for the treatment of plaque psoriasis [J]. Biologics, 2008,2 (1):115－124.

46. Gelfand JM, Kimball AB, Mostow EN, et al. Patient-reported outcomes and health-care resource utilization in patients with psoriasis treated with etanercept: continuous versus interrupted treatment [J]. Value Health, 2008,11(3):400－407.

47. Gelfand JM, Shin DB, Neimann AL, et al. The risk of lymphoma in patients with psoriasis [J]. J Invest Dermatol, 2006,126(10):2194－2201.

48. Gilbert KE, Manalo IF, Wu JJ. Efficacy and safety of etanercept and adalimumab with and without a loading dose for psoriasis: a systematic review [J]. J Am Acad Dermatol, 2015,73(2):329－331.

49. Gisondi P, Altomare G, Ayala F, et al. Italian guidelines on the systemic treatments of moderate-to-severe plaque psoriasis [J]. J Eur Acad Dermatol Venereol, 2017,31(5): 774－790.

50. Gisondi P, Del Giglio M, Cotena C, et al. Combining etanercept and acitretin in the therapy of chronic plaque psoriasis: a 24－week, randomized, controlled, investigator-blinded pilot trial [J]. Br J Dermatol, 2008,158(6):1345－1349.

51. Gordon K, Korman N, Frankel E, et al. Efficacy of etanercept in an integrated multistudy database of patients with psoriasis [J]. J Am Acad Dermatol, 2006,54(3 Suppl 2):S101－S111.

52. Gordon K, Papp K, Poulin Y, et al. Long-term efficacy and safety of adalimumab in patients with moderate to severe psoriasis treated continuously over 3 years: results from an open-label extension study for patients from REVEAL [J]. J Am Acad Dermatol, 2012,66(2):241－251.

53. Gordon KB, Blauvelt A, Papp KA, et al. Phase 3 trials of ixekizumab in moderate-to-severe plaque psoriasis[J]. N Engl J Med, 2016, 375(4):345-356.

54. Gordon KB, Duffin KC, Bissonnette R, et al. A phase 2 trial of guselkumab versus adalimumab for plaque psoriasis [J]. N Engl J Med, 2015,373(2):136-144.

55. Gordon KB, Gottlieb AB, Leonardi CL, et al. Clinical response in psoriasis patients discontinued from and then reinitiated on etanercept therapy [J]. J Dermatolog Treat, 2006,17(1):9-17.

56. Gordon KB, Papp KA, Langley RG, et al. Long-term safety experience of ustekinumab in patients with moderate to severe psoriasis (part Ⅱ of Ⅱ): results from analyses of infections and malignancy from pooled phase Ⅱ and Ⅲ clinical trials [J]. J Am Acad Dermatol, 2012,66(5):742-751.

57. Gottlieb A, Menter A, Mendelsohn A, et al. Ustekinumab, a human interleukin 12/23 monoclonal antibody, for psoriatic arthritis: randomised, double-blind, placebo-controlled, crossover trial [J]. Lancet, 2009,373(9664):633-640.

58. Gottlieb AB, Blauvelt A, Thaci D,et al. Certolizumab pegol for the treatment of chronic plaque psoriasis: Results through 48 weeks from 2 phase 3, multicenter, randomized, double-blinded, placebo-controlled studies (CIMPASI-1 and CIMPASI-2) [J]. J Am Acad Dermatol, 2018, 79(2):302-314. e6.

59. Gottlieb AB, Evans R, Li S, et al. Infliximab induction therapy for patients with severe plaque-type psoriasis: a randomized, double-blind, placebo-controlled trial [J]. J Am Acad Dermatol, 2004,51(4):534-542.

60. Gottlieb AB, Kalb RE, Langley RG, et al. Safety observations in 12095 patients with psoriasis enrolled in an international registry (PSOLAR): experience with infliximab and other systemic and biologic therapies [J]. J Drugs Dermatol, 2014,13(12):1441-1448.

61. Gottlieb AB, Langley RG, Strober BE, et al. A randomized, double-blind, placebo-controlled study to evaluate the addition of methotrexate to etanercept in patients with moderate to severe plaque psoriasis [J]. Br J Dermatol, 2012,167(3):649-657.

62. Griffiths CE, Strober BE, van de Kerkhof P, et al. Comparison of ustekinumab and etanercept for moderate-to-severe psoriasis [J]. N Engl J Med, 2010,362(2):118-128.

63. Griffiths CEM, Papp KA, Kimball AB, et al. Long-term efficacy of guselkumab for the treatment of moderate-to-severe psoriasis: results from the phase 3 VOYAGE 1 trial through two years [J]. J Drugs Dermatol, 2018,17(8):826-832.

64. Griffiths CEM, Reich K, Lebwohl M, et al. Comparison of ixekizumab with etanercept or placebo in moderate-to-severe psoriasis (UNCOVER-2 and UNCOVER-3): results from two phase 3 randomised trials [J]. Lancet, 2015,386(9993):541-551.

65. Harden JL, Krueger JG, Bowcock AM. The immunogenetics of psoriasis: a comprehensive review [J]. J Autoimmun, 2015,64:66-73.

66. Horsham, PA: Janssen Biotech, Inc. Stelara [package insert][EB/OL]. 2014.

67. Hueber W, Sands BE, Lewitzky S, et al. Secukinumab, a human anti-IL-17A monoclonal antibody, for moderate to severe Crohn's disease: unexpected results of a

randomised, double-blind placebo-controlled trial [J]. Gut, 2012,61(12):1693 – 1700.

68. Kalb RE, Fiorentino DF, Lebwohl MG, et al. Risk of serious infection with biologic and systemic treatment of psoriasis: results from the Psoriasis Longitudinal Assessment and Registry (PSOLAR)[J]. JAMA Dermatol, 2015,151(9):961 – 969.

69. Karanikolas GN, Koukli EM, Katsalira A, et al. Adalimumab or cyclosporine as monotherapy and in combination in severe psoriatic arthritis: results from a prospective 12-month nonrandomized unblinded clinical trial [J]. J Rheumatol, 2011, 38 (11): 2466 – 2474.

70. Kavanaugh A, Ritchlin C, Rahman P, et al. Ustekinumab, an anti-IL-12/23 p40 monoclonal antibody, inhibits radiographic progression in patients with active psoriatic arthritis: results of an integrated analysis of radiographic data from the phase 3, multicentre, randomised, double-blind, placebo-controlled PSUMMIT-1 and PSUMMIT-2 trials [J]. Ann Rheum Dis, 2014,73(6):1000 – 1006.

71. Khanna D, McMahon M, Furst DE. Safety of tumour necrosis factor-alpha antagonists [J]. Drug Saf, 2004,27(5):307 – 324.

72. Kimball AB, Gordon KB, Fakharzadeh S, et al. Long-term efficacy of ustekinumab in patients with moderate-to-severe psoriasis: results from the PHOENIX 1 trial through up to 3 years [J]. Br J Dermatol, 2012,166(4):861 – 872.

73. Kimball AB, Papp KA, Wasfi Y, et al. Long-term efficacy of ustekinumab in patients with moderate-to-severe psoriasis treated for up to 5 years in the PHOENIX 1 study [J]. J Eur Acad Dermatol Venereol, 2013,27(12):1535 – 1545.

74. Kimball AB, Rothman KJ, Kricorian G, et al. OBSERVE-5: observational postmarketing safety surveillance registry of etanercept for the treatment of psoriasis final 5-year results [J]. J Am Acad Dermatol, 2015,72(1):115 – 122.

75. Kircik L, Bagel J, Korman N, et al. Utilization of narrow-band ultraviolet light B therapy and etanercept for the treatment of psoriasis (UNITE): efficacy, safety, and patient-reported outcomes [J]. J Drugs Dermatol, 2008,7(3):245 – 253.

76. Kirkham BW, Kavanaugh A, Reich K. Interleukin-17A: a unique pathway in immune-mediated diseases: psoriasis, psoriatic arthritis and rheumatoid arthritis [J]. Immunology, 2014,141(2):133 – 142.

77. Kivitz A, Cohen S, Dowd JE, et al. Clinical assessment of pain, tolerability, and preference of an autoinjection pen versus a prefilled syringe for patient self-administration of the fully human, monoclonal antibody adalimumab: the TOUCH trial [J]. Clin Ther, 2006,28(10):1619 – 1629.

78. Klareskog L, van der Heijde D, de Jager JP, et al. Therapeutic effect of the combination of etanercept and methotrexate compared with each treatment alone in patients with rheumatoid arthritis: double-blind randomised controlled trial [J]. Lancet, 2004, 363 (9410):675 – 681.

79. Krueger GG, Feldman SR, Camisa C, et al. Two considerations for patients with psoriasis and their clinicians: what defines mild, moderate, and severe psoriasis? What

constitutes a clinically significant improvement when treating psoriasis [J]. J Am Acad Dermatol, 2000, 43(2 Pt 1):281-285.

80. Krueger GG, Langley RG, Leonardi C, et al. A human interleukin-12/23 monoclonal antibody for the treatment of psoriasis [J]. N Engl J Med, 2007,356(6):580-592.

81. Kuruvilla J, Leitch HA, Vickars LM, et al. Aplastic anemia following administration of a tumor necrosis factor-alpha inhibitor [J]. Eur J Haematol, 2003,71(5):396-398.

82. Landells I, Marano C, Hsu MC, et al. Ustekinumab in adolescent patients age 12 to 17 years with moderate-to-severe plaque psoriasis: results of the randomized phase 3 CADMUS study [J]. J Am Acad Dermatol, 2015,73(4):594-603.

83. Langley RG, Elewski BE, Lebwohl M, et al. Secukinumab in plaque psoriasis-results of two phase 3 trials [J]. N Engl J Med, 2014,371(4):326-338.

84. Langley RG, Ellis CN. Evaluating psoriasis with Psoriasis Area and Severity Index, Psoriasis Global Assessment, and Lattice System Physician's Global Assessment [J]. J Am Acad Dermatol, 2004, 51(4):563-569.

85. Langley RG, Lebwohl M, Krueger CG, et al. Long-term efficacy and safety of ustekinumab, with and without dosing adjustment, in patients with moderate-to-severe psoriasis: results from the PHOENIX 2 study through 5 years of follow-up [J]. Br J Dermatol, 2015,172(5):1371-1383.

86. Lebwohl M. Biologics for psoriasis: a translational research success story [J]. J Invest Dermatol, 2015,135(5):1205-1207.

87. Lebwohl M. Psoriasis [J]. Lancet, 2003,361(9364):1197-1204.

88. Lebwohl M, Bagel J, Gelfand JM, et al. From the medical board of the National Psoriasis Foundation: monitoring and vaccinations in patients treated with biologics for psoriasis [J]. J Am Acad Dermatol, 2008,58(1):94-105.

89. Lebwohl M, Blauvelt A, Paul C,et al. Certolizumab pegol for the treatment of chronic plaque psoriasis: Results through 48 weeks of a phase 3, multicenter, randomized, double-blind, etanercept-and placebo-controlled study (CIMPACT) [J]. J Am Acad Dermatol, 2018, 79(2):266-276. e5.

90. Lebwohl M, Leonardi C, Griffiths CE, et al. Long-term safety experience of ustekinumab in patients with moderate-to-severe psoriasis (part I of II): results from analyses of general safety parameters from pooled phase 2 and 3 clinical trials [J]. J Am Acad Dermatol, 2012,66(5):731-741.

91. Lebwohl M, Strober B, Menter A, et al. Phase 3 studies comparing brodalumab with ustekinumab in psoriasis [J]. N Engl J Med, 2015,373(14):1318-1328.

92. Leonardi C, Sobell JM, Crowley JJ, et al. Efficacy, safety and medication cost implications of adalimumab 40mg weekly dosing in patients with psoriasis with suboptimal response to 40 mg every other week dosing: results from an open-label study [J]. Br J Dermatol, 2012,167(3):658-667.

93. Leonardi CL, Kimball AB, Papp KA, et al. Efficacy and safety of ustekinumab, a human interleukin-12/23 monoclonal antibody, in patients with psoriasis: 76-week results from a

randomised, double-blind, placebo-controlled trial (PHOENIX 1)[J]. Lancet, 2008, 371 (9625): 1665 - 1674.

94. Leonardi CL, Powers JL, Matheson RT, et al. Etanercept as monotherapy in patients with psoriasis [J]. N Engl J Med, 2003, 349(21): 2014 - 2022.

95. Levin EC, Debbaneh M, Koo J, et al. Biologic therapy in erythrodermic and pustular psoriasis [J]. J Drugs Dermatol, 2014, 13(3): 342 - 354.

96. Lin VW, Ringold S, Devine EB. Comparison of ustekinumab with other biological agents for the treatment of moderate to severe plaque psoriasis: a bayesian network meta-analysis [J]. Arch Dermatol, 2012, 148(12): 1403 - 1410.

97. Loomba R, Liang TJ. Hepatitis B reactivation associated with immune suppressive and biological modifier therapies: current concepts, management strategies, and future directions [J]. Gastroenterology, 2017, 152(6): 1297 - 1309.

98. Lowes MA, Suárez-Fariñas M, Krueger JG. Immunology of psoriasis [J]. Annu Rev Immunol, 2014, 32: 227 - 255.

99. Lynde CW, Gupta AK, Guenther L, et al. A randomized study comparing the combination of nbUVB and etanercept to etanercept monotherapy in patients with psoriasis who do not exhibit an excellent response after 12 weeks of etanercept [J]. J Dermatolog Treat, 2012, 23(4): 261 - 267.

100. Mallbris L, Akre O, Granath F, et al. Increased risk for cardiovascular mortality in psoriasis inpatients but not in outpatients [J]. Eur J Epidemiol, 2004, 19(3): 225 - 230.

101. Mallbris L, Granath F, Hamsten A, et al. Psoriasis is associated with lipid abnormalities at the onset of skin disease [J]. J Am Acad Dermatol, 2006, 54(4): 614 - 621.

102. McInnes IB, Kavanaugh A, Gottlieb AB, et al. Efficacy and safety of ustekinumab in patients with active psoriatic arthritis: 1 year results of the phase 3, multicentre, double-blind, placebo-controlled PSUMMIT 1 trial [J]. Lancet, 2013, 382(9894): 780 - 789.

103. McInnes IB, Mease PJ, Kirkham B, et al. Secukinumab, a human anti-interleukin-17A monoclonal antibody, in patients with psoriatic arthritis (FUTURE 2): a randomised, double-blind, placebo-controlled, phase 3 trial [J]. Lancet, 2015, 386 (9999): 1137 - 1146.

104. McKenna SP, Doward LC, Whalley D, et al. Development of the PsAQoL: a quality of life instrument specific to psoriatic arthritis [J]. Ann Rheum Dis, 2004, 63(2): 162 - 169.

105. Mease PJ. Adalimumab in the treatment of arthritis [J]. Ther Clin Risk Manag, 2007, 3(1): 133 - 148.

106. Mease PJ. Measures of psoriatic arthritis: Tender and Swollen Joint Assessment, Psoriasis Area and Severity Index (PASI), Nail Psoriasis Severity Index (NAPSI), Modified Nail Psoriasis Severity Index (mNAPSI), Mander/Newcastle Enthesitis Index (MEI), Leeds Enthesitis Index (LEI), Spondyloarthritis Research Consortium of

Canada (SPARCC), Maastricht Ankylosing Spondylitis Enthesis Score (MASES), Leeds Dactylitis Index (LDI), Patient Global for Psoriatic Arthritis, Dermatology Life Quality Index (DLQI), Psoriatic Arthritis Quality of Life (PsAQOL), Functional Assessment of Chronic Illness Therapy-Fatigue (FACIT-F), Psoriatic Arthritis Response Criteria (PsARC), Psoriatic Arthritis Joint Activity Index (PsAJAI), Disease Activity in Psoriatic Arthritis (DAPSA), and Composite Psoriatic Disease Activity Index (CPDAI)[J]. Arthritis Care Res (Hoboken),2011,63(Suppl 11):S64 – 85.

107. Mease PJ, Fleischmann R, Deodhar AA, et al. Effect of certolizumab pegol on signs and symptoms in patients with psoriatic arthritis: 24-week results of a phase 3 double-blind randomised placebo-controlled study (RAPID-PsA) [J]. Ann Rheum Dis, 2014, 73 (1):48 – 55.

108. Mease PJ, Genovese MC, Greenwald MW, et al. Brodalumab, an anti-IL17RA monoclonal antibody, in psoriatic arthritis [J]. N Engl J Med, 2014, 370 (24): 2295 – 2306.

109. Menter A, Feldman SR, Weinstein GD, et al. A randomized comparison of continuous *vs.* intermittent infliximab maintenance regimens over 1 year in the treatment of moderate-to-severe plaque psoriasis [J]. J Am Acad Dermatol, 2007, 56 (1): 31. e1 – e15.

110. Menter A, Gottlieb A, Feldman SR, et al. Guidelines of care for the management of psoriasis and psoriatic arthritis: section 1. Overview of psoriasis and guidelines of care for the treatment of psoriasis with biologics [J]. J Am Acad Dermatol, 2008,58(5): 826 – 850.

111. Menter A, Korman NJ, Elmets CA, et al. Guidelines of care for the management of psoriasis and psoriatic arthritis: section 4. Guidelines of care for the management and treatment of psoriasis with traditional systemic agents [J]. J Am Acad Dermatol, 2009, 61(3):451 – 485.

112. Menter A, Strober BE, Kaplan DH, et al. Joint AAD-NPF guidelines of care for the management and treatment of psoriasis with biologics [J]. J Am Acad Dermatol, 2019, 80(4):1029 – 1072.

113. Menter A, Thaçi D, Papp KA, et al. Five-year analysis from the ESPRIT 10-year postmarketing surveillance registry of adalimumab treatment for moderate to severe psoriasis [J]. J Am Acad Dermatol, 2015,73(3):410 – 419. e6.

114. Menter A, Tyring SK, Gordon K, et al. Adalimumab therapy for moderate to severe psoriasis: a randomized, controlled phase Ⅲ trial [J]. J Am Acad Dermatol, 2008,58 (1):106 – 115.

115. Menter A, Warren RB, Langley RG, et al. Efficacy of ixekizumab compared to etanercept and placebo in patients with moderate-to-severe plaque psoriasis and non-pustular palmoplantar involvement: results from three phase 3 trials (UNCOVER-1, UNCOVER-2 and UNCOVER-3)[J]. J Eur Acad Dermatol Venereol, 2017,31(10): 1686 – 1692.

116. Mohan N, Edwards ET, Cupps TR, et al. Demyelination occurring during anti-tumor necrosis factor alpha therapy for inflammatory arthritides [J]. Arthritis Rheum, 2001, 44(12):2862 – 2869.

117. Moore A, Gordon KB, Kang S, et al. A randomized, open-label trial of continuous versus interrupted etanercept therapy in the treatment of psoriasis [J]. J Am Acad Dermatol, 2007,56(4):598 – 603.

118. Morales-Munera C, Vilarrasa E, Puig L. Efficacy of ustekinumab in refractory palmoplantar pustular psoriasis [J]. Br J Dermatol, 2013,168(4):820 – 824.

119. Mrowietz U, Kragballe K, Reich K, et al. Definition of treatment goals for moderate to severe psoriasis: a European consensus [J]. Arch Dermatol Res, 2011,303(1):1 – 10.

120. Nakagawa H, Niiro H, Ootaki K, Japanese Brodalumab Study Group. Brodalumab, a human anti-interleukin-17-receptor antibody in the treatment of Japanese patients with moderate-to-severe plaque psoriasis: efficacy and safety results from a phase II randomized controlled study [J]. J Dermatol Sci, 2016,81(1):44 – 52.

121. Nardone B, Hammel JA, Raisch DW, et al. Melanoma associated with tumour necrosis factor-α inhibitors: a Research on Adverse Drug events And Reports (RADAR) project [J]. Br J Dermatol, 2014,170(5):1170 – 1172.

122. Nast A, Amelunxen L, Augustin M, et al. S3 guideline for the treatment of psoriasis vulgaris, update-short version part 1-systemic treatment [J]. J Dtsch Dermatol Ges, 2018,16(5):645 – 669.

123. Nast A, Spuls PI, van der Kraaij G, et al. European S3-Guideline on the systemic treatment of psoriasis vulgaris-update Apremilast and Secukinumab-EDF in cooperation with EADV and IPC [J]. J Eur Acad Dermatol Venereol, 2017,31(12):1951 – 1963.

124. Nguyen TU, Koo J. Etanercept in the treatment of plaque psoriasis [J]. Clin Cosmet Investig Dermatol, 2009,2:77 – 84.

125. Nichol MB, Margolies JE, Lippa E, et al. The application of multiple quality-of-life instruments in individuals with mild-to-moderate psoriasis [J]. Pharmacoeconomics, 1996, 10(6):644 – 653.

126. Paller AS, Siegfried EC, Langley RG, et al. Etanercept treatment for children and adolescents with plaque psoriasis [J]. N Engl J Med, 2008,358(3):241 – 251.

127. Paller AS, Siegfried EC, Pariser DM, et al. Long-term safety and efficacy of etanercept in children and adolescents with plaque psoriasis [J]. J Am Acad Dermatol, 2016,74 (2):280 – 287. e3.

128. Papp K, Gottlieb AB, Naldi L, et al. Safety surveillance for ustekinumab and other psoriasis treatments from the psoriasis longitudinal assessment and registry (PSOLAR) [J]. J Drugs Dermatol, 2015,14(7):706 – 714.

129. Papp K, Leonardi C, Menter A, et al. Safety and efficacy of brodalumab for psoriasis after 120 weeks of treatment [J]. J Am Acad Dermatol, 2014,71(6):1183 – 1190. e3.

130. Papp K, Thaçi D, Reich K, et al. Tildrakizumab (MK – 3222), an anti-interleukin-23p19 monoclonal antibody, improves psoriasis in a phase II b randomized placebo-

controlled trial [J]. Br J Dermatol, 2015,173(4):930 - 939.

131. Papp KA, Blauvelt A, Bukhalo M, et al. Risankizumab versus Ustekinumab for Moderate-to-Severe Plaque Psoriasis [J]. N Engl J Med, 2017, 376(16):1551 - 1560.

132. Papp KA, Langley RG, Lebwohl M, et al. Efficacy and safety of ustekinumab, a human interleukin-12/23 monoclonal antibody, in patients with psoriasis: 52-week results from a randomised, double-blind, placebo-controlled trial (PHOENIX 2)[J]. Lancet, 2008, 371(9625):1675 - 1684.

133. Papp KA, Leonardi CL, Blauvelt A, et al. Ixekizumab treatment for psoriasis: integrated efficacy analysis of three double-blinded, controlled studies (UNCOVER-1, UNCOVER-2, UNCOVER-3)[J]. Br J Dermatol, 2018, 178(3):674 - 681.

134. Papp KA, Tyring S, Lahfa M, et al. A global phase Ⅲ randomized controlled trial of etanercept in psoriasis: safety, efficacy, and effect of dose reduction [J]. Br J Dermatol, 2005,152(6):1304 - 1312.

135. Pariser DM, Leonardi CL, Gordon K, et al. Integrated safety analysis: Short- and long-term safety profiles of etanercept in patients with psoriasis [J]. J Am Acad Dermatol, 2012,67(2):245 - 256.

136. Park KK, Wu JJ, Koo J. A randomized, 'head-to-head' pilot study comparing the effects of etanercept monotherapy vs. etanercept and narrowband ultraviolet B (NB-UVB) phototherapy in obese psoriasis patients [J]. J Eur Acad Dermatol Venereol, 2013,27(7):899 - 906.

137. Paul C, Lacour JP, Tedremets L, et al. Efficacy, safety and usability of secukinumab administration by autoinjector/pen in psoriasis: a randomized, controlled trial (JUNCTURE)[J]. J Eur Acad Dermatol Venereol, 2015,29(6):1082 - 1090.

138. Paul CF, Ho VC, McGeown C, et al. Risk of malignancies in psoriasis patients treated with cyclosporine: a 5 y cohort study [J]. J Invest Dermatol, 2003,120(2):211 - 216.

139. Philipp S, Wilsmann-Theis D, Weyergraf A, et al. Combination of adalimumab with traditional systemic antipsoriatic drugs—a report of 39 cases [J]. J Dtsch Dermatol Ges, 2012,10(11):821 - 837.

140. Pink AE, Fonia A, Allen MH, et al. Antinuclear antibodies associate with loss of response to antitumour necrosis factor-alpha therapy in psoriasis: a retrospective, observational study [J]. Br J Dermatol, 2010,162(4):780 - 785.

141. Poelman SM, Keeling CP, Metelitsa AI. Practical guidelines for managing patients with psoriasis on biologics: an update [J]. J Cutan Med Surg, 2019,23(1_suppl):3S - 12S.

142. Puig L. Obesity and psoriasis: body weight and body mass index influence the response to biological treatment [J]. J Eur Acad Dermatol Venereol, 2011,25(9):1007 - 1011.

143. Puig L. PASI90 response: the new standard in therapeutic efficacy for psoriasis [J]. J Eur Acad Dermatol Venereol, 2015,29(4):645 - 648.

144. Puig L. Treatment of severe psoriasis [J]. J Eur Acad Dermatol Venereol, 2012, 26 (Suppl 5):17 - 18.

145. Puzenat E, Bronsard V, Prey S, et al. What are the best outcome measures for

assessing plaque psoriasis severity? A systematic review of the literature [J]. J Eur Acad Dermatol Venereol, 2010, 24(Suppl 2):10 - 16.

146. Radtke MA, Reich K, Blome C, et al. Prevalence and clinical features of psoriatic arthritis and joint complaints in 2009 patients with psoriasis: results of a German national survey [J]. J Eur Acad Dermatol Venereol, 2009,23(6):683 - 691.

147. Reich K, Leonardi C, Lebwohl M, et al. Sustained response with ixekizumab treatment of moderate-to-severe psoriasis with scalp involvement: results from three phase 3 trials (UNCOVER-1, UNCOVER-2, UNCOVER-3)[J]. J Dermatolog Treat, 2017, 28(4): 282 - 287.

148. Reich K, Nestle FO, Papp K, et al. Infliximab induction and maintenance therapy for moderate-to-severe psoriasis: a phase Ⅲ, multicentre, double-blind trial [J]. Lancet, 2005,366(9494):1367 - 1374.

149. Reich K, Papp KA, Blauvelt A, et al. Tildrakizumab versus placebo or etanercept for chronic plaque psoriasis (reSURFACE 1 and reSURFACE 2): results from two randomised controlled, phase 3 trials [J]. Lancet, 2017,390(10091):276 - 288.

150. Research Center for Drug Evaluation and "Therapeutic Biologic Applications (BLA)— Etanercept Product Approval Information—Licensing Action 12/2/98" [EB/OL]. [2016 - 01 - 30] (2019 - 10 - 20). http://www. fda. gov/Drugs/Development ApprovalProcess/HowDrugsareDevelopedandApproved/ApprovalApplications/ TherapeuticBiologicApplications/ucm080536. htm.

151. Rich P, Bourcier M, Sofen H, et al. Ustekinumab improves nail disease in patients with moderate-to-severe psoriasis: results from PHOENIX 1[J]. Br J Dermatol, 2014,170 (2):398 - 407.

152. Rich P, Scher RK. Nail Psoriasis Severity Index: A useful tool for evaluation of nail psoriasis[J]. J Am Acad Dermatol, 2003, 49(8):206 - 212.

153. Ritchlin C, Rahman P, Kavanaugh A, et al. Efficacy and safety of the anti-IL-12/23 p40 monoclonal antibody, ustekinumab, in patients with active psoriatic arthritis despite conventional non-biological and biological anti-tumour necrosis factor therapy: 6-month and 1-year results of the phase 3, multicentre, double-blind, placebo-controlled, randomised PSUMMIT 2 trial [J]. Ann Rheum Dis, 2014,73(6):990 - 999.

154. Saeki H, Nakagawa H, Ishii T, et al. Efficacy and safety of open-label ixekizumab treatment in Japanese patients with moderate-to-severe plaque psoriasis, erythrodermic psoriasis and generalized pustular psoriasis [J]. J Eur Acad Dermatol Venereol, 2015,29 (6):1148 - 1155.

155. Sagoo GS, Cork MJ, Patel R, et al. Genome-wide studies of psoriasis susceptibility loci: a review [J]. J Dermatol Sci, 2004,35(3):171 - 179.

156. Saurat J-H, Stingl G, Dubertret L, et al. Efficacy and safety results from the randomized controlled comparative study of adalimumab*vs.* methotrexate *vs.* placebo in patients with psoriasis (CHAMPION)[J]. Br J Dermatol, 2008,158(3):558 - 566.

157. Smith CH, Jabbar-Lopez ZK, Yiu ZZ, et al. British Association of Dermatologists

guidelines for biologic therapy for psoriasis 2017[J]. Br J Dermatol, 2017,177(3):628 - 636.

158. Smith EC, Riddle C, Menter MA, et al. Combining systemic retinoids with biologic agents for moderate to severe psoriasis [J]. Int J Dermatol, 2008,47(5):514 - 518.

159. Strand V, Balsa A, Al-Saleh J, et al. Immunogenicity of biologics in chronic inflammatory diseases: a systematic review [J]. Bio Drugs, 2017,31(4):299 - 316.

160. Stratis A, Pasparakis M, Rupec RA, et al. Pathogenic role for skin macrophages in a mouse model of keratinocyte-induced psoriasis-like skin inflammation [J]. J Clin Invest, 2006,116(8):2094 - 2104.

161. Strober B, Leonardi C, Papp KA, et al. Short and long—term safety outcomes with ixekizumab from 7 clinical trials in psoriasis: etanercept comparisons and integrated data [J]. J Am Acad Dermatol, 2017,76:432 - 440.

162. Strober BE, Bissonnette R, Fiorentino D, et al. Comparative effectiveness of biologic agents for the treatment of psoriasis in a real-world setting: results from a large, prospective, observational study (psoriasis longitudinal assessment and registry [PSOLAR])[J]. J Am Acad Dermatol, 2016,74(5):851 - 861. e4.

163. Terrault NA, Lok AS, McMahon BJ, et al. American association for the study of liver diseases. Update on prevention, diagnosis, and treatment and of chronic hepatitis B: AASLD 2018 guidance [J]. Hepatology, 2018,67(4):1560 - 1599.

164. Thaci D, Blauvelt A, Reich K, et al. Secukinumab is superior to ustekinumab in clearing skin of subjects with moderate to severe plaque psoriasis: CLEAR, a randomized controlled trial [J]. J Am Acad Dermatol, 2015,73(3):400 - 409.

165. Tzellos T, Kyrgidis A, Trigoni A, et al. Association of anti-IL-12/23 biologic agents ustekinumab and briakinumab with major adverse cardiovascular events [J]. J Eur Acad Dermatol Venereol, 2013,27(12):1586 - 1587.

166. Umezawa Y, Saeki H, Nakagawa H. Some clinical factors affecting quality of the response to ustekinumab for psoriasis [J]. J Dermatol, 2014,41(8):690 - 696.

167. van Lümig PPM, Driessen RJB, Roelofs-Thijssen MA, et al. Relevance of laboratory investigations in monitoring patients with psoriasis on etanercept or adalimumab [J]. Br J Dermatol, 2011,165(2):375 - 382.

168. van der Heijde D, Klareskog L, Rodriguez-Valverde V, et al. Comparison of etanercept and methotrexate, alone and combined, in the treatment of rheumatoid arthritis: two-year clinical and radiographic results from the TEMPO study, a double-blind, randomized trial [J]. Arthritis Rheum, 2006,54(4):1063 - 1074.

169. Vidal F, Fontova R, Richart C. Severe neutropenia and thrombocytopenia associated with infliximab [J]. Ann Intern Med, 2003,139(3):W63.

170. Wang H, Peters T, Kess D, et al. Activated macrophages are essential in a murine model for T cell-mediated chronic psoriasiform skin inflammation [J]. J Clin Invest, 2006,116(8):2105 - 2114.

171. Wine-Lee L, Keller SC, Wilck MB, et al. From the Medical Board of the National

Psoriasis Foundation: vaccination in adult patients on systemic therapy for psoriasis [J]. J Am Acad Dermatol, 2013,69(6):1003 - 1013.

172. Wolf P, Hofer A, Legat FJ, et al. Treatment with 311 - nm ultraviolet B accelerates and improves the clearance of psoriatic lesions in patients treated with etanercept [J]. Br J Dermatol, 2009,160(1):186 - 189.

173. Wolf P, Hofer A, Weger W, et al. 311 nm ultraviolet B-accelerated response of psoriatic lesions in adalimumab-treated patients [J]. Photodermatol Photoimmunol Photomed, 2011, 27(4):186 - 189.

174. Wolf P, Weger W, Legat FJ, et al. Treatment with 311-nm ultraviolet B enhanced response of psoriatic lesions in ustekinumab-treated patients: a randomized intraindividual trial [J]. Br J Dermatol, 2012,166(1):147 - 153.

175. Wu J, Feldman SR, Lebwohl MG. Therapy for severe psoriasis [M]. Philadelphia, USA: Elservier, 2017.

176. Wu JJ, Choi YM, Bebchuk JD. Risk of myocardial infarction in psoriasis patients: a retrospective cohort study [J]. J Dermatolog Treat, 2015,26(3):230 - 234.

177. Wu JJ, Poon K-YT, Channual JC, et al. Association between tumor necrosis factor inhibitor therapy and myocardial infarction risk in patients with psoriasis [J]. Arch Dermatol, 2012,148(11):1244 - 1250.

178. Yamauchi PS, Lowe NJ. Cessation of cyclosporine therapy by treatment with etanercept in patients with severe psoriasis [J]. J Am Acad Dermatol, 2006, 54(3 Suppl 2): S135 - S138.

179. Yang HZ, Wang K, Jin HZ, et al. Infliximab monotherapy for Chinese patients with moderate to severe plaque psoriasis: a randomized, double-blind, placebo-controlled multicenter trial [J]. Chin Med J (Engl),2012,125(11):1845 - 1851.

180. Yang Q, Qu L, Tian H, et al. Prevalence and characteristics of psoriatic arthritis in Chinese patients with psoriasis [J]. J Eur Acad Dermatol Venereol, 2011, 25(12): 1409 - 1414.

181. Yawalkar N. Management of psoriasis [M]. Bern, Switzerland: Karger Medical and Scientific Publishers, 2009.

182. Young MS, Horn EJ, Cather JC. The ACCEPT study: ustekinumab versus etanercept in moderate-to-severe psoriasis patients [J]. Expert Rev ClinImmunol, 2011,7(1): 9 - 13.

183. Zaba LC, Cardinale I, Gilleaudeau P, et al. Amelioration of epidermal hyperplasia by TNF inhibition is associated with reduced Th17 responses [J]. J Exp Med, 2007,204 (13):3183 - 3194.

184. Zaba LC, Fuentes-Duculan J, Eungdamrong NJ, et al. Psoriasis is characterized by accumulation of immunostimulatory and Th1/Th17 cell-polarizing myeloid dendritic cells [J]. J Invest Dermatol, 2009,129(1):79 - 88.

185. Zaba LC, Krueger JG, Lowes MA. Resident and "inflammatory" dendritic cells in human skin [J]. J Invest Dermatol, 2009,129(2):302 - 308.

186. Zachariae C，Mork NJ，Reunala T，et al. The combination of etanercept and methotrexate increases the effectiveness of treatment in active psoriasis despite inadequate effect of methotrexate therapy［J］. Acta Derm Venereol，2008，88（5）：495-501.

187. Zhu X，Zheng M，Song M，et al. LOTUS Investigators. Efficacy and safety of ustekinumab in Chinese patients with moderate to severe plaque-type psoriasis：results from a phase 3 clinical trial (LOTUS)［J］. J Drugs Dermatol，2013，12(2)：166-174.

188. 2016 Novartis Pharmaceuticals Corporation East Hanover（NJ）. Cosentyx［package insert］［EB/OL］.［2016-02-21］(2019-10-20). http://www.pharma.us.novartis.com/product/pi/pdf/cosentyx.pdf.

189. 丁晓岚，王婷琳，张建中. 中国六省市银屑病流行病学调查［J］. 中国皮肤性病学杂志，2010，24(7)：598-601.

190. 黄琼，杨勤萍，方栩，等. 重组人Ⅱ型肿瘤坏死因子受体-抗体融合蛋白治疗寻常性银屑病多中心、随机、双盲试验［J］. 中华皮肤科杂志，2007，40(11)：655-658.

191. 卫生部疾病预防控制局. 中国结核病防治规划实施工作指南（2008年版）［M］，2009.

192. 夏萍，卢传坚，汪雨潭. 银屑病关节炎生存质量量表简介及国际应用现状［J］. 中华风湿病学杂志，2015，19(10)：701-704.

193. 张学军，史玉玲，崔勇，等. 银屑病解读［M］. 北京：人民卫生出版社，2018：183-201.

194. 郑志忠，郑敏，方栩，等. 中国银屑病治疗指南（2014）版［J］. 中华皮肤科杂志，2014，47(3)：213-215.

195. 中华医学会皮肤性病学分会银屑病专业委员会. 中国银屑病诊疗指南（2018简版）［J］. 中华皮肤科杂志，2019，52(4)：223-230.

196. 中华医学会皮肤性病学分会银屑病专业委员会. 中国银屑病诊疗指南（2018完整版）［J］. 中华皮肤科杂志（已接收，待发表）.

197. 中华医学会皮肤性病学分会，中国医师协会皮肤科医师分会，中国中西医结合学会皮肤性病专业委员会. 中国银屑病生物治疗专家共识（2019）［J］. 中华皮肤科杂志（已接收，待发表）.

198. 肿瘤坏死因子拮抗剂应用中结核病预防与管理专家建议组. 肿瘤坏死因子拮抗剂应用中结核病预防与管理专家共识［J］. 中华风湿病学杂志，2013，17(8)：508-512.

图书在版编目(CIP)数据

银屑病的生物制剂治疗/张耀华著. —上海:复旦大学出版社,2019.9
ISBN 978-7-309-14454-3

Ⅰ.①银… Ⅱ.①张… Ⅲ.①银屑病-生物制品-药物疗法 Ⅳ.①R758.630.5

中国版本图书馆 CIP 数据核字(2019)第 193776 号

银屑病的生物制剂治疗
张耀华 著
责任编辑/王 瀛

复旦大学出版社有限公司出版发行
上海市国权路 579 号 邮编:200433
网址:fupnet@ fudanpress.com http://www.fudanpress.com
门市零售:86-21-65102580 团体订购:86-21-65104505
外埠邮购:86-21-65642846 出版部电话:86-21-65642845
上海四维数字图文有限公司

开本 787×1092 1/16 印张 12.75 字数 215 千
2019 年 9 月第 1 版第 1 次印刷

ISBN 978-7-309-14454-3/R·1754
定价:85.00 元